HARDWIRED

How Our Instincts to Be Healthy are Making Us Sick

[加拿大]罗伯特·S.巴雷特
[加拿大]路易斯·雨果·弗朗西斯卡蒂 著

陈健光 译

医学困境

渴望健康的本能正催生疾病

U0395826

中国轻工业出版社

图书在版编目（CIP）数据

医学困境：渴望健康的本能正催生疾病／（加）罗伯特·S.巴雷特，（加）路易斯·雨果·弗朗西斯卡蒂著；陈健光译. —北京：中国轻工业出版社，2023.1

ISBN 978-7-5184-4144-0

Ⅰ.①医…　Ⅱ.①罗…②路…③陈…　Ⅲ.①医学—研究　Ⅳ.①R

中国版本图书馆 CIP 数据核字（2022）第 174856 号

版权声明：

责任编辑：程　莹　　责任终审：张乃東　　整体设计：锋尚设计
策划编辑：付　佳　　责任校对：宋绿叶　　责任监印：张京华

出版发行：中国轻工业出版社（北京东长安街6号，邮编：100740）
印　　刷：艺堂印刷（天津）有限公司
经　　销：各地新华书店
版　　次：2023年1月第1版第1次印刷
开　　本：710×1000　1/16　印张：12
字　　数：220千字
书　　号：ISBN 978-7-5184-4144-0　定价：58.00元
邮购电话：010-65241695
发行电话：010-85119835　传真：85113293
网　　址：http://www.chlip.com.cn
Email：club@chlip.com.cn
如发现图书残缺请与我社邮购联系调换
210668W4X101ZYW

前言

未知的健康状况

当今时代，人类的生存概率比历史上任何时期都高。人类社会的演进历时200万年，可谓浩浩荡荡，但我们从未像现在这样了解如何延长寿命、如何保持健康，以及如何更充实地生活。不论是日益丰富的医学知识，还是对疾病过程的先进管理，抑或是我们对人身和工业安全的重视，方方面面都前所未有，而且还在快速发展。

尽管拥有广博的知识，我们很多人还是会感到空前乏力、疲劳、紧张和沮丧。美国健身俱乐部和健身房的数量在全球可谓首屈一指，除此之外，美国医学创新的数量也是无可匹敌，但在这样一个国家，患病率在不断上升，例如肥胖率迅速上升，接近50%。抑郁症已成为一种流行病，自杀率如今是他杀率的2倍，而且过去一年里，全美有20%的大学生都想过要结束自己的生命。超过三分之一的美国人患有慢性疼痛，消耗着全球大约80%的阿片类药物[1]。过去100年里，每晚平均睡眠时长缩短了2个多小时，导致了阿尔茨海默病及糖尿病等一系列疾病[2]。

只要在网络上搜索，就能够轻而易举获取30000多家科学期刊约5000万篇同行评审的期刊文章的摘要。问题不是我们缺乏获取健康的知识，而是要理解当今社会获取健康的障碍到底是什么[3]。因此，这并不见得是一个如何实现健康的问题，而是我们要如何解除实现健康的障碍。我们可能习惯做出推论，认为健康资讯越多，健康结果也就越好，不过这种关系往好了说是仍难以捉摸，往坏了说却是完全错误。生活在人类历史上最安全、最繁荣的年代，为什么我们的健康和幸福感却如此"不可言说"？

理论家巴克敏斯特·富勒有句名言：人类的所有知识经过1500年才翻一番。

但到了20世纪，这一时长缩短到100年左右[4]。如今，各种各样的测算表明，人类的知识大约每13～18个月就会翻一番，而且有条经常被引用的IBM（国际商业机器公司）预测表示，这一速度不久就会缩短为11个小时。该预言既令人震惊又令人兴奋。昨天的知识可能今天就会被淘汰，这种观点不仅让人们思考什么是真正的知识，还让人们审视教育该如何进行。

医学知识也正以指数级的速度增长。1950年，医疗保健知识每50年翻一番；到了2010年，这一速度缩短至不到5年；时至今日，医学知识每2个月就会翻一番[5]。尽管数据铺天盖地，我们实际的健康水平却在持续下降。对于美国某些行业的人来说，其预期寿命甚至正在缩短，这种情况一千年来第一次出现在富裕国家。人类有关如何保持健康的知识成倍增长的同时，现实的健康状况却在迅速下降，说明哪里肯定出了差错。

这一证据表明，人们正面临着全球公共卫生危机；人们的生理健康和心理健康无法与其周围社会和科技变革的良性速度保持同步。进化心理学家和生物学家暗示存在一种"进化失配"，即人类经历数百万年的进化，可能会突然与现代世界格格不入[6]。这就会导致一种适应不良，也就是说，以满足人们强烈的生理需求和欲望为目的的行为反而会对自身造成伤害。要明确的是，人类并不是已经忘了如何生存。事实上，人类"体内的原始基因"经过完美进化完全可以做到更好地生存。但大脑和身体与生俱来的生存本能如果陷入一个充满刺激而人类缺乏生理勇气去应付的环境中，问题就会出现。

就整个人类历史而言，人类健康从未如此深刻地受到社会环境的影响。人类作为高度进化的生物，其生存本能会受到大脑指令性奖赏回路的刺激，而奖赏回路会让人产生进食、生育及结成群体的强烈愿望。尽管这可能对狩猎采集者十分有利，但快节奏信息、全球网络、社交媒体以及大量现成食品构成的现代生态系统内涵极其丰富，远远超过人类生存本能进化后的承受范围。人类远古祖先每天可能只会从事一些主要围绕生存问题的基本活动，现代社会却充斥着永无止境的选择。实际上，人类追求食物、性和社会关系带来的满足感时，进化会使其大脑处于一种独特的全速运转状态。除了这些挑战，人类感受的刺激越多，就需要更多的刺激来达到相同程度的满足感。而且当今社会放松大脑的东西可谓无穷无尽，在此情况之下，健康状况逐渐下降的影响更不容小觑。

重要的是，我们必须承认，现代社会中，健康不再只有通过医学或生物学才能实现。越来越多的实际情况表明，一个人的健康和幸福必须将社会科学（研究人类认知及行为方式背后的原因）的重大影响考虑在内。只有这样，我们才能更加清楚地看到社会环境影响身体状况的方式。不论是我们看待世界的方式、与他人的关系、所做的选择，还是让我们焦虑不安、饥肠辘辘、欲火中烧的事情，全都可以归因于人类进化而来的本能，而且这种本能通过演变赋予人类一种基本的生存意识。人类的情况就是如此，这也是我们写作之旅的起点。

接下来的篇幅就是一些引人入胜、鲜为人知的故事：我们与生俱来的本能如何暗中控制我们的态度和行为，以及这些幕后过程如何决定我们的健康状况。

例如，人们会对药物产生依赖，这说明大脑和身体通过彻底演变适应了化学物质产生的麻醉效果。我们已经见证了药物的"受控"使用，我们对阿片类药物和其他致幻处方药的迷恋正给我们带来巨大危害。

大脑也会产生一种内部"药物"，也就是深受社会地位影响的神经递质。收获外界喜爱和欣赏、拥有归属感以及获得性关注，这些总是会激发生存本能，而社交媒体则会为其注入极大的动力。我们所有人都具有这种本能，但大多数人绝对意识不到，这种本能正在暗中发力，控制着我们的情绪和行为。例如，为什么在社交媒体上，女性仰头12°（男性仰头8°）自拍效果最好？对于古罗马上流社会的女性来说，为什么在午夜溜出富丽堂皇的住所，和角斗士冠军热情缠绵十分普遍？十几岁的男孩在性感女科学家对其进行观察时睾酮浓度和冒险行为会发生什么变化？我们对此做了研究。我们深入探讨了社交媒体为什么会成为"特性增强"（和孔雀鱼一样的进化策略）的终极平台。

人类会与生俱来地去追求幸福，市面上有许多引导人们相信能够获得幸福的自助书籍，实际上幸福这种情感通常来得并不刻意。幸福也可以带来健康，反之亦然。人们会询问心脏病医生一颗破碎的心长什么样子，会了解抑郁症和炎症性疾病之间的关系，还会探求社交距离影响染色体的方式、深究孤独要比吸烟更加危害健康的原因。

人类最基本的一种本能就是睡眠。然而，现代社会充满了人造光源，电视节目狂轰滥炸，刺激着我们的大脑和感官，这些情况都缩短了这一重要的夜间休整时间，改变了我们的日程、饮食和激素。尽管这种刺激在当时感觉很好，会满足追求回报的本能，但昏昏欲睡的状态与生理和精神需求背道而驰，从而引发肥胖、痴呆和疾病。我们讨论的是：少睡一小会儿会发生什么；如果睡眠不足，开车的时候大脑哪些部位会先进入睡眠状态；咖啡为什么会提神醒脑；晚上喝酒吃饭为什么和白天不同。

儿童作为最受珍爱的人类也免不了受固有本能的影响，尽管他们的情况十分特别。儿童大脑自下而上的生长发育方式很大程度上解释了为什么使用电子屏幕弊大于利。从叙利亚战争前线的儿童到瑞士的奴隶儿童，我们探讨了儿童时期的压力会如何深刻地影响大脑发育。我们深入研究了注意缺陷多动障碍药物，还探讨了为什么青少年有时会在驶近的火车前自拍。

人类对风险和回报的快速评估也是一种与生俱来的生存本能。你是否想过为什么有人喜欢冒险运动而有人不喜欢？我们探讨了将挚友丢在冰山上等死会是什么感受，以及为什么强制系安全带后司机会撞到更多行人。我们还证实了一些普遍看法：公司总裁更有可能成为精神病患者以及为什么意志力总是违背我们的意愿。

在诺曼底登陆日，我们一头冲向奥马哈海滩[1]了解当时的压力和决策，并透过史上最勇敢的一位战地摄影师的血腥镜头窥探当时可怕的袭击。我们审视了为什么《飞越情海》和《飞越比弗利》这两部电视剧会导致斐济出现公共卫生紧急状况、Tinder[2]会使大脑发生什么改变以及"雪花一代"这种说法是否合理。

我们探讨了固有的大脑和社会驱动力是如何让拥有现代医疗技术的医院一直出错；我们还走近飞行员和宇航员，从他们来之不易的经验中了解如何在压力来袭之时与本能共处而不是与之抗衡。有这样一个历史时期，人们对待本能的态度十分主动，且社会繁荣昌盛而非困难重重，但我们考虑的是为什么吃沙拉在当时会是一种色情行为，而科学家那时又是如何在实验室里试图改变实验者的性取向的。

通过故事和科学，我们探索了人类远古本能背后的现实情况，以及这些情况如何在每一天不知不觉地影响着人们的想法和行为。而要想理解人类自身以及如何开

1　奥马哈海滩是第二次世界大战的诺曼底战役中，盟军四个主要登陆地点之一的代号。

2　Tinder是一款手机社交应用程序，常用于约会。

始掌控生活、健康和未来，那就得首先意识到这种潜在的力量，即人类体内与生俱来的"原始基因"。

地球上的生命已经存在了大约38亿年，而人类仅仅存在了600万年。如果把地球上生命的历史划分为一百等份，那么人类历史只占其中一份的百分之一。换句话说，如果地球上的生命有1000年的历史，那人类最早期的祖先在最后30个小时内才出现。如果把现代人类（与我们长相相像的人）放到这个1000年的时间轴上，那他们应该出现在最后4分钟内。

每个人都携带两套遗传密码——一套来自母亲，一套来自父亲。我们制造自己的精子或卵子时，父母的基因被复制后会发生轻微变异。对于男性来说，每秒制造1500个精子意味着有许多潜在基因变异。然而，在构成一个基因组的60亿个字母（即碱基）中，只有大约60个会在每个卵子和精子的新生过程中发生轻微变异[7]。这一占比微不足道。直到最近，科学家们认为，这种变异发生的次数要多得多，这意味着我们对进化的最新理解就是，其行进速度可能比我们最初想象的还要缓慢。

人类显然需要做出有利于健康的选择，但进化是一个极其缓慢的过程。我们可以使用一个常见的类比，即进化的速度和冰川形成的速度一样缓慢，但实际上要慢得多。所以，人们尽管在日益现代化的世界里可以穿着高级时装、在台球桌上大显身手，还会稍加谈论未来人类将何去何从，但本质上仍摆脱不了原始的兽性。

人类原始的大脑和躯体还没进化到可以适应一个快乐几乎唾手可得的世界。一万年前，饥饿感是进化发生的一个重要推动力，使人类产生了"狩猎采集"的强烈愿望，而这些努力通常也只能换回几口食物。这种生理机制在远古时期具有重大意义，在现代世界，即使人们周围充斥着富含糖、脂肪、盐的高热量快餐，其内在生理本能仍能发挥作用。

垃圾食品越来越多，社交媒体不断狂轰滥炸着人们的大脑，让人镇定的灵丹妙药开始出现，超速通信使人们可以一直展示地位和求爱，在这些情况下，人们原始的生存本能不知不觉变得过度饱和。人类还没有进化到在当下的现代生态系统中做出有利于健康的必要选择，而且这种无能为力的表现方式令人不安，大多表现为不断恶化的身心健康。要明确的是，这并不是说人类的大脑和身体蠢笨迟钝。恰恰相反，人类已经进化成了以生存为目的的完全体，但这只是生存条件极其恶劣的时代的产物，因为那时人类的需求和欲望并不会那么快就得到满足。

要想协调人类高度进化的原始本能和物质丰富的现代社会，首先就要了解人类自身。人们从事某种活动的内在动力是什么？又是出于何种原因从事这些活动？推动人们做出影响生活决定的背后有什么进化动力？有些人将这些问题描述为一种"弗兰肯斯坦效应"，即人类会不可避免地创造出导致自我毁灭的东西。但对于一系列的复杂问题，这种解释似乎过于简单。人类作为一个物种，在其致死食谱的影响下幸存下来，不可思议。

人类基本的生理需求并不是影响其日常决定的唯一因素。古代社会要求人类要高度适应在族群和社会中的地位。人类在进化的过程中会提出以下问题：我是否已经强大到能在族群中竞争和生存？我需要族群人员的保护吗？族群觉得我有价值吗？我是不是更容易被驱逐？我怎样融入整个社会阶层？这些思考对于人类生存至关重要，且在当代社会也同样如此。就像垃圾食品能填饱肚子，快速粘贴的社交媒体世界正在刺激这种原始的社会本能并且使其逐渐恶化。这种情况会改变人们的自我意识，而且对有些人来说，会表现为一种通常会对心理健康产生不利影响的日常斗争，即人们在自己选择的同龄群体、家庭和社会中进行自我评估和排名。人类健康从来没有像现在这样深受社会的影响。

一谈到要好好生活以及做出与健康有关的明智决定时，就越来越难区分现实和想象，如果你有这种感觉，请记住你不是孤身一人。人类祖先从其父母和直系亲属那里学会了生活技能、饮食习惯和育儿策略，而在当今社会，关于如何提升自我的信息铺天盖地，但大多都充满争议，且以消息供应方赚取社交货币为目的，而非以获取健康为真正目的。这不仅会导致稀奇古怪的饮食风尚以及大刀阔斧的习惯改造（通常是为了在网络上赢得同龄人的认可），还会导致困惑感、自卑感和焦虑感。

美国心理学会认为，当今美国压力最大的是从小熟悉互联网的那些人，但这并不是因为他们的大脑由于信息过量而负荷过重。人脑的突触数量大约是地球上人口数量的21000倍，可以储存海量信息。拥有如此巨大的储存容量以及日益增加的广阔知识流，你可能会觉得人类的集体智慧会飙升到一个新的高度。但有违常理的是，情况并非如此。事实上，科学家最近发现，全球范围内的智商水平一直在稳步下降。有人认为这一观察结果说明，在某些缺乏足够正规教育的国家，出生率正在升高；而有人则指向了丹麦、英国和澳大利亚等智商水平都在下降的国家[8]。在丹麦，服兵役是一种强制性义务，自20世纪50年代以来，军队每年都会对30000名年龄完全相同的年轻人进行智商检测。与澳大利亚和英国一样，丹麦的数据表明，智力水平似乎在1998年左右已达到峰值，而后一直在逐步下降。

智商水平下降的一种猜测是，计算机时代的确帮助人类培育了新的智力形式。旧的不去，新的不来。坐在烛火旁边阅读拉丁文以及进行代数运算的日子一去不复返，取而代之的是速度极快的手眼协调和电子游戏技能。有人可能推测，处理速度就是人类的新型智力。但这种说法也存在争议，因为有关维多利亚时代以来14项智力研究的分析表明人类的反应时间也变慢了。不仅维多利亚时代的人能在任天堂游戏平台上打败我们，而且如果我们像许多科学家一样把这些人的反应时间作为智商的一种衡量标准，那就相当于自19世纪末以来，人类的智商下降了13.35个百分点[9]。

四年级的老师说计算器会让我们变笨，这种说法正确吗？拼写检查和自动校正会让幼儿园的写作水平达到莎士比亚散文的高度吗？人们的大脑每天会接收大量由媒体半加工的信息知识，这种情况会影响人们批判思考或者快速识别真假的能力吗？我们每天所做的选择，不论是有关健康或者消费，还是有关工作或者家庭生活，都可能会提供一些线索，让我们知道，在遍布世界每个角落的信息迷雾中，自己的方向是好是坏。

史前时代是人类发展史上首个时代，也是最漫长的一个时代；通过回顾，我们可以发现这一时代实际上贯穿人类的整个进化过程，即从330万年前到大约5000年前。此后，在最近的5000年里，人类经历了大约9个发展时代。诚然，从整个进化史来看，人类周围的世界在大部分时间里几乎没有发生改变。但时至今日，尤其近100年以来，人类社会以惊人的速度发生着有目共睹的变化。

可以想象，500年前的人类对2000年前的世界也不会感到陌生。然而面对当今世界，哪怕是上一代人也会觉得不可思议。当然，也有一些事物没有发生改变。汉堡和煎饼还是和以前一模一样，但已经发生改变的事物早就面目全非了。如果有人从20世纪70年代乘坐时光机来到当今社会，那他一定会对整个世界尤其是科技进步感到完全陌生。站在大街上、机场里或者公交车上，这位来自20世纪70年代的时光旅客首先注意到的肯定是几乎每个人的目光都径直向下——盯着或敲着他们手里引人注目的小方块。

人类推动社会进步的能力并不总限于从电子设备中接收络绎不绝信息的本领。"科技（technology）"一词源自希腊语，包含"艺术（art）"和"理性（logos）"两层内涵。因此，这一词的最初用法除了可以表示机械化和工具的最新形式，还包括用艺术来测量科技进步。人们可能认为，进步取决于人类整合实际科技成果和固有社会本能的能力。

对于人类历史来说，社会演进在大部分时间里都由科技成果定义。青铜时代、铁器时代、工业时代和原子时代都是一些时代案例，在这些时代中，人类的经验发生了根本改变——主要体现在具体的物质进步。这些时代都将人类这一物种推向新的高度，而且尽管这些时代最终与化学物理成就或者更明智的工程解决方案结合在一起，但它们也都代表了人类创造且服务自身的科技成果。所谓的"人为"解决方案是迄今为止最主要的变革形式。尤其是近几千年以来，确切地说，是近几百年以来，人类取得的科技进步已经成了历史上最显著且最迅速的人类生态系统改变。

人们通过对达尔文学说的研究可以知道，一个物种面临生态改变时，进化过程会倾向于特定的遗传属性，或者抛弃不利的遗传属性。最终，经过很长一段时间，一个物种可能就获得了某些特定属性，使其种群能够专门适应新环境。但是如果环境变化得异常迅速，人类等物种几乎没有或者根本没有时间去完全适应，那又该怎么办？就像步子缓慢而沉重的恐龙一样——命运不济，漫长的生存过程突然就陷入停滞，生态系统一旦发生重大改变，就会迅速导致一个物种失去生存能力。

今天人类面临的挑战虽然本质上并没有迅速"变化"，但根本上还是遵循着同样的原则——缺乏与变化保持一致的能力，这也是对人类健康和幸福不断造成负担的一个问题。尽管我们中有很多人可能都深切感受到了这种生活压力，但理解其根源以及为什么这种感觉不同于以往，这一问题仍是一个难以解决的谜题。

人类进化出许多非凡的适应能力，而能进行生理性自体调节就是其中一个，例如人类对食物的渴求和一些其他欲望完全由其身体控制和平衡，以满足精准的生理需求。进食、睡眠和生育的本能，这些都与有利于人类进化生存的过程有关。但在相对稳定的环境下，这种独特的生理本能历时数千年才出现。

如果你想知道适应一种生态系统的改变需要花费多长时间，那么人类与乳糖（牛奶中乳糖含量可达8%）的关系就是一个恰当的例子，也就是人类因为改变自身环境导致进化发生真实改变。除了极少的个例，哺乳动物的幼崽天生就具有消化乳糖的能力，这是因为它们体内分泌乳糖酶。人类在其历史的大部分时间里，断奶之后都缺乏消化牛奶的能力，这在很大程度上是因为除了母乳以外，人类根本接触不到其他形式的乳制品。

　　如今，全球大约有65%的人都缺乏用来消化乳制品的乳糖酶，这种情况被定义为乳糖不耐受。然而，在世界各地，区域百分比差别很大。如果你在中欧或北欧吃过自助早餐，就肯定会看到许多不同种类的奶酪和酸奶，而亚洲的自助早餐可能就只有少量的乳制品。这也解释了为什么只有5%的北欧人患有乳糖不耐受，而在亚洲有近90%的人患有乳糖不耐受。

　　几千年来，人类在成年以后几乎或者根本接触不到乳制品，直到大约7500年前，随着牛羊被驯化才出现了乳制品，特别是在北欧，那里气候凉爽，乳制品的存放时间更长。社会改变或文化改变导致的进化性适应过程叫作"基因-文化协同进化"或者"双重遗传理论"，人类对乳制品的适应就是一个很好的例子。在不像北欧人一样驯养奶牛奶羊的国家和地区，人们现在往往缺乏消化乳糖的基因。与其他许多动物不同，人类拥有将文化改变引进生态系统的独特能力。

　　正如"龟兔赛跑"的寓言故事，生态系统会像兔子奔跑一样快速发生改变，挑战着人类乌龟爬行般的缓慢进化过程，但就像寓言故事描述的那样，如果时间充足，人类的进化肯定能够追上生态系统的改变。同样地，人类的大脑和身体经过缓慢稳步的进化过程，已经磨炼得完全可以做出最佳的生存选择。今天，人类社会的发展就像兔子奔跑一样一直在大步向前，带来了人类完全无法同步的环境改变。结果就是，人类缓慢的生物适应与环境改变造成的挑战之间的鸿沟越来越大。需要明确的是，并不是说人类已不再进化，而是说目前其生理功能和大脑的进化处于滞后状态。人类今天所处的社会环境与其应该所处的社会环境之间的鸿沟正以一种让人倍感压力的消极方式表现出来——主要体现在社会健康、精神健康和身体健康方面。

　　说一说食物。人类的大脑和身体经过充分进化，会去寻找高热量食物，例如富含糖和脂肪的食物。几千年前，人类如果足够幸运，每天可以找到一些能够提供营养的残羹剩饭。如今，人类仍然具有渴求糖和脂肪的本能，也就是说如果碰到含糖或含盐零食的自动贩卖机或者提供汉堡、薯条的免下车餐厅，就会立刻引起大脑的注意。面对这些无处不在的便利，人类会怎么做呢？答案就是会吃啊吃、吃啊吃，因为人类大脑和身体完美进化的目的就是如此。此外，由于人造灯光，人类的夜间活动不断增多，而且人类焦虑和压力水平也越来越高；相比人类的祖先，人类现在的饥饿感会持续更长时间，一直活跃到深夜。然而，这不仅体现了大脑生化变化和回报机制，还体现了某种社会变化，以及如何与他人交流、用什么娱乐刺激大脑和身体、如何在家庭和社会中生存。

今天，最迅速的人为变化发生在科技层面，尤其是日常生活中个人信息处理和数字通信的整合。我们利用媒体的方式，尤其是将其作为一个全天使用的社交工具，正在造成显而易见且日益严重的公众健康断层。但与命运悲惨的恐龙不同，其死亡完全由于大自然的外部力量，造成人类不适应的原因则几乎完全在于人类自身的所作所为。

使人类存活于古代社会的原始本能如今淹没在科技燃料的巨浪之中，人与人之间的沟通、对待生活的态度以及各种攀比给人们带来了许多问题。对于许多人来说，处在这样的社会环境之下，生活就是为了寻找意义、价值和目标。这种情况的可笑之处在于，尽管社会变化和生理适应之间的鸿沟在不断扩大，并导致了一系列的社会弊病，但总体来说，我们通常对这一问题有点视而不见。对于许多其他挑战性主题如离婚、失去亲人或者失业，人们会意识到情况不容乐观，会明白必须找到适应、治愈和成长的方法。今天，我们大多数人都不愿放缓或是停止让生活更加"轻松"的科技或者现代便利设施的发展脚步，即使它们的不利影响值得关注。

许多人都倡议并宣传"韧性"是如今应对压力增加的解决方案，而压力增加这一主题已经引起了无数作家和医师的热切关注。"韧性（resilience）"一词源自17世纪20年代的拉丁文"resilire"，而且几乎没有发生变化。有人可能会说，"韧性"一词本身就具有韧性。"反弹"或者"有弹性"是其主要特点，不过这个词尽管内涵崇高，但还不足以应对当前的挑战。提倡用韧性应对当代压力的人称，人类拥有一种力量，可以抵抗来自环境或生态系统的压力、避免不必要的负面影响，回归以往状态。有关韧性的自助书籍可谓数不胜数，还有一些有关如何提高儿童韧性的书籍，甚至还存在专门研究"韧性"这一词的智库和机构。要有韧性，人类必须培养一种才智或者品质，使其可以不受外力的影响。然而，不管周围的环境有何要求，人类都有回归以往状态的能力，这种观点与"适应"这一概念背道而驰。

人类周围变化的速度要求其认识到，需要一个相当独特且加速的适应过程。正如人类与乳糖的关系，"基因–文化协同进化"理论认为，文化变化可能会导致实实在在的进化适应。事实上，古生物考古学家称，导致进化适应的文化习得已经存在了28万多年[10]。但这是一个极其缓慢的过程，这也解释了为什么"韧性"概念如此广受欢迎，因为这一提法保证立刻见效。事实上，不顾社会的要求，抵制改变或者寻找回归以往状态的方法是个有说服力的简单命题。但是，回归以往状态并不能应对当今时代，因此完全缺乏可行性。

更好的一条途径是，使用现实的知识来武装自己，了解人类设计巧妙的大脑面对现代挑战时如何将自己推向不利的方向以及为什么会这么做。尽管人类为了生存和改善生活曾经拥有狩猎采集的智慧，但如今人类必须主动学习知识和进行了解，以确保人类整体的健康和幸福。人类目前却朝着相反的方向在不断前进。

应对挑战意味着在片刻思考都会被认为是"犹豫不决"的当今时代，适应极其常见的强劲文化激流；意味着能够理解人类身体和思想如何正确应对周围刺激，以及有时人类如何把事情搞砸；意味着学会传播信息，遇到有关健康、人际关系和工作的不同专家意见时，了解是什么让自己保持沉稳；还意味着理解新的媒体形式如何改变人类观察和评价生活的不同视角，以及它们如何影响人类的爱情和友谊。

当今时代的特点是，通往成功的道路首先需要一种过滤信息的能力，就像从白噪声中提取重要的声音片段。人们每天打开网页浏览器之后，难免感受到信息过载的压力，而这种情况有时会产生不利影响，让人们完全关闭自身的信息过滤器。对于许多人来说，通晓所有关于应该如何生活或今后应该突破哪些知识点的最新研究和最新观点，这可能太过艰巨。因此，为了保护自己以及维持某种正常的表象，许多人都选择逃避现实。

令人遗憾的是，会经常听到人们略带嘲笑地将有关饮食和锻炼的最新科学证据解释为一闪而过的学术幻想，称这些新出现的健康声称和警示只不过是最新趋势——今天还在流行，明天就会消失，可谓转瞬即逝。我们都听过这种说法：祖父母辈虽然饮食并不丰富还缺乏营养，但都活了下来，这说明"科学"总是想方设法来扰乱人们的常识。对新知识的怀疑会让人上瘾，因为这种态度可以帮助人们避免处理或应对扑面而来的新数据和新观点，而且一旦这些新证据需要人们改变已有的习惯和看法，情况尤为如此。

例如，你去参加一个生日聚会，主人刚给兴高采烈的孩子们端上一盘滋滋作响的烤热狗，你却对他说，世界卫生组织最近宣布，加工肉制品和烟草、石棉和芥子气一样属于"一类"致癌物。即使你这么说是为了减轻对孩子们的危害，主人却有可能和你断绝朋友关系。事实上，主人可能会把你当成一个唠唠叨叨、追赶时髦的"疯子"，因为就像夏天在湖边烧烤确实十分惬意一样，对许多人来说，从孩子们学会张嘴吃饭时热狗就已经存在了！传统习惯一分——道理说教零分。

如果你提醒每一个人，孩子们喝的汽水和果汁每杯大约含有多达11勺的糖，那你可能就会成为聚会上专煞风景的讨厌鬼。他们可能会假装没有听见，这种做法一点也不奇怪，因为对大脑来说，糖比可卡因更容易让人上瘾[11]。试着在一群妈妈面前给一个蹒跚学步的孩子喂11勺白糖，看看会出现什么情况。她们肯定会不顾一切阻止你。所有这些科学信息通过眼睛和耳朵传递给人们，而且尽管人们本来就知道哪些有利哪些不利，但终归还是要受自身本能的支配。

人们应该在生活中追求某种程度的稳定，这不无道理，而且一旦目睹了多年以来科学在生活方式和健康问题上的"优柔寡断"，情况更是如此。为什么对人们有利的东西过了一段时间会变得有害，而现在又重新变得有利？结果就是，人们对科学领域失去了信任。人们也看到过医生会同时推荐两种相互矛盾的饮食：低饱和脂肪和高饱和脂肪（都被宣传要比对方更健康）、旧石器时代饮食¹和地中海饮食、吃鸡蛋和不吃鸡蛋、乳制的和非乳制的、多吃鱼和汞中毒、酒精会导致心脏病和红酒有利于心脏健康、不含盐的和含少量盐的、咖啡不利于健康和咖啡有利于健康。人们只要感受过几次这种科学上的矛盾说法，就会很快对新的信息和发展产生怀疑。

然而，有些人会坚决相信自己看到的每种流行"健康"趋势，这也许更加危险。许多人都会盲目崇拜自认为是拨云见日的新时代知识，而且这些知识通常来自

1　旧石器时代饮食是由美国健康学家洛伦·科丹教授提出的一种健康生活方式。他认为现代人应该像穴居人那样吃东西、运动，这样才能保持身体健康。

一些好莱坞明星——他们拥有的资源几乎取之不尽，可以用来挖掘生活、健康和幸福的秘密。当今世界，各种信息都在不断争夺人们的关注，因此循证期刊上枯燥无味的科学摘要几乎无法满足人们渴求信息的大脑，尤其是与明星在Instagram（照片分享社交应用）上精心编辑、曝露身体且以健康为名义展示健美体形的照片相比。公平地说，这些超级明星中有许多人确实非常努力地在锻炼自己的技艺和身体，还通过严格的健身方法痛下决心打磨自己的体格——而且顺便一提，这些几乎都在于高度自律的饮食和高强度的锻炼。休·杰克曼、杰拉德·巴特勒、瑞安·雷诺兹、盖尔·加朵、布丽·拉尔森和丹尼尔·克雷格等都曾为了角色的外形而狂做准备。而有些明星却异乎寻常地背离了公认的健康或健美标准，为那些厌倦了传统的医学反主流文化拥护者提供了绝佳的发泄途径。

不论是回归束腰紧身内衣等不健康的复古潮流，还是"羽衣甘蓝口香糖"和"黄油咖啡"（都是真实存在的食物）等着实令人奇怪的食物，又或是蒸下体等真实存在的疗法，这些奇奇怪怪的健康风尚与枯燥无味且往往模棱两可的科学研究相比，通常会赢得青睐。

追求这些怪异风尚的人不仅对进展极其缓慢的科学争论逐渐失去了信心，他们还会像许多人一样受到即时自拍文化的诱惑，而且相比最终结论通常还需进一步论证的科学研究，这种自拍文化使人可以更有兴趣地上下滑动明星展示"比基尼桥""八块腹肌"和"大腿间距"的最新浴室照片。不论是身体某个部位的自拍还是"身体徽章"，都会像导弹一样给大众提供源源不断的"精神食粮"，而这些人通常易受外界影响，希望自己也能像银屏主角或音乐唱将一样深受欢迎。但这些身体潮流趋势充其量只能提供一些无法企及的标准，导致焦虑、抑郁，甚至严重的身体伤害。

事实证明，社会上没有人能真正幸免于这股强大的流行文化潮流，有些人却更易受到影响。美国心理学会称，出生在20世纪80年代初到90年代初的千禧一代以及刚刚步入成年期的那些人目前是社会上压力最大的群体。造成这种压力的原因在于，人们24小时都痴迷于毫无感情的在线信息，而这些信息会一直向人们展示什么是美丽的理想标准，以及他人让人羡慕且略带卖弄的奢侈生活方式。事实上，通过社交媒体展示自己完美的一面是当今时代"与人攀比"的新形式——这正对我们的健康造成实实在在的伤害。英国议会各党团身体形象小组的最近一项研究表示形势不容乐观：对身体的焦虑正在像疫情一样蔓延开来——英国有将近1000万女性因自身形象而感到闷闷不乐，而且全英甚至还有近四分之一的女性因为太过顾虑自身外在形象而避免运动。这项研究还发现，对身体缺乏自信这种现象十分普遍，甚至成了目前影响男女两性的一种公共卫生紧急事件；而且令人担忧的是，甚至5岁大的儿童都会受到影响。信息时代，包括各种形式的网络媒体，是当今社会积极身体形象的最大威胁，而且这项研究中一半多的调查对象都觉得这种威胁完全无法控制。

当今社会中，最年轻的一代已不能体会即时社交媒体无法唾手可得的感觉。尽管他们拥有内在的数字技能，但一天24小时都在浏览图片（会导致对金钱、外在形象和生活方式产生过高追求）的行为使许多心理健康专家都很担心，这些专家指出，过去的25年里，尤其自从网络出现以后，青少年的抑郁症患病率增加了70%[12]。

心智更加成熟的人也没能幸免。尽管有数据表明，婴儿潮时代出生的人和老年人会经常使用网络，但他们不太可能整天使用移动设备。不过在筛选大量搜索结果、辨别真假的时候，老一辈人如果缺乏年轻一代的"快速网络思维"，那就容易受到不良影响。

正如英国一项青少年研究所强调的那样，人类已经不再具有保护青年一代免受网络生活影响的能力。事实上，人类可能不应该或者不需要这么做。如果情况真是如此，那又该如何协调健康标准提高和追求简化之间的对立呢？一方面，即使新的医学发现和生活方式建议挑战着人们的偏好或难以改变的习惯，人们也要学会欣然接受并积极适应；另一方面，人们需要构建一种可以对抗错误信息和垃圾科学的免疫力。两个方面都不容易做到。在当前的信息浪潮中，生存就是一场来来回回的战斗，需要一种特殊的防御形式。而且，要想形成这种防御，首先需要了解人类高度进化的大脑和身体如何应对不同于以往的现代世界。

尽管人类寿命相比几代以前已经延长——很大程度上是因为医学进步，但面对不利于健康长寿的生活方式选择和行为，人类的基本生理功能和大脑仍然容易受到影响。如今，美国33%的成年人都被认为超重或肥胖，而75%的男性都被归为肥胖。这一数据着实令人大吃一惊。美国疾病控制与预防中心明确了肥胖会导致的一些症状，其中糖尿病、饮食不良和缺乏运动（不含超重）都是导致心脏病的主要因素。事实上，在当今美国，25%的街头行人会死于心脏病[13]。而且心脏病不再是一种"男性疾病"。事实上，心脏病目前是美国女性死亡的主要原因。但是在调查中，几乎有一半女性都不知道这个可怕的事实[14]。

面对所有这些健康问题，人们经常会在众多医院中寻求"妙手回春"的现代医学，还会使用能够疏通动脉、降低血压以及稳定血糖的"灵丹妙药"。但是许多人都不知道，医院其实对人们的健康并不总是正向的，这是因为医院会出现令人难以置信且受到严重低估的失误。事实上，在医院中发生的本可避免的医疗失误目前是美国第三大死亡原因，仅次于心脏病和癌症[15]。如果觉得吃惊，可以再读一遍。在美国，最有可能导致死亡的原因是：（1）心脏病；（2）癌症；（3）医疗失误。据Leapfrog集团（跳蛙集团）医院安全评分估计，每年有44万美国人因为完全可以避免的失误而不必要地死在了医院。令人震惊的是，健康等级报告显示，美国医院每天有40000人会受到伤害，这意味着每四个踏入医院的人中就可能会有一个人受到伤害[16]。而在加拿大这样的国家，人均数字就算不比美国糟糕，也与其十分相似[17]。尽管医院存在数量难以置信的不良案例，但很少会被公开报道——而与之不同的是，汽车事故和航空事故会作为政府备案材料被完全披露和记录。尽管这些失误中有些与药物有关，但大多都属于非技术类别，例如沟通失败、决策偏差、领导问题、诊断失误以及患者交接不当，这些因素都会导致难以对医疗失误进行归类和跟踪。

当然，医院的存在自有其道理。如果人们生了病、受了伤、需要手术或者需要分娩，那么医院就是众多选择中最好的一个。但是人们需要更加快速地对自己的健康状况做出反应，仔细考虑那些能让自己保持健康、尽可能远离医院的习惯。

构建适应这些现代挑战的解决方案需要将社会、医学两个层面的认识结合起来。这一观点比较新颖，意味着要能够理解日夜不停的网络媒体如何影响人们的自我形象、人们试图保持社交形象时压力如何形成、快节奏时代下的焦虑如何造成长期伤害，以及稀奇古怪的健康风尚如何带来不良影响。理解这些改变既令人望而却步，又赋予人们力量——这是掌控自身生活和健康的第一步。

研究表明，如果你鼓起勇气去面对外界，却感到压力的无声暗流在拉扯自己，那绝对不止你一人有这种感受。对许多人来说，"表面自我"和"真实自我"之间的二元对立正变得越来越显而易见，成为身心健康的一个重要主题。几乎三分之一的美国人目前都患有慢性压力综合征，表现为焦虑、易怒、失眠和疲劳[18]。而超过三分之一的美国人称自己目前正在遭受慢性疼痛的折磨，其中有一半以上的人出现了至少一种慢性炎症的症状[19]。世界卫生组织表示，抑郁症目前是全球最主要的一种心理障碍，而且人们逐渐将其与引起疾病的炎症联系起来[20]。没有哪一代人能够幸免，焦虑和压力在老一辈中也开始增加，而老一辈人历来被认为属于精神压力最低的一个群体。十几岁到三十几岁的新兴成年人本来应该最憧憬未来，现在却倍感压力，成了美国压力最大的一代。事实上，心理健康和身体健康之间的关系越来越受到关注，也变得越来越明确。

为了探索不断发展的社会世界与健康之间有何联系，本书作者罗伯特·S. 巴雷特博士和路易斯·雨果·弗朗西斯卡蒂博士在各自进行的公共卫生研究中率先认识到了这种关系和模式。很明显，只有将医学和社会相互结合，才能理解当今社会最迫切的健康趋势和健康挑战。罗伯特博士对社会科学和人文学科有着独特的见解，路易斯博士拥有颇高的医学造诣，而二者的结合正是医生们为了掌握不断变化的世界中发挥作用的独特力量所需要的。为了找到人们行为选择的根源，罗伯特博士进行了广泛研究——从暴力冲突和恐怖主义，到外科手术团队的表现，再到执行未来火星任务时宇航员之间的冲突。作为急诊医学领域的教授和专家、加拿大医学协会主席（即将卸任）和加拿大皇家内科及外科医师学院前任主席，路易斯博士是全球医学和公共健康领域最杰出的专家和思想领袖之一。罗伯特博士和路易斯博士在研究人类行为和健康方面志趣相投，因此提到探索社会世界与身心健康之间的微妙关系，两人一拍即合。他们在研究过程中发现，身心健康在当今世界受到社会改变的影响可能比任何历史时期都要大。

在本书中，我们将深入挖掘一些最引人入胜且鲜为人知的现代健康故事。我们将了解人类的社会世界如何植根于古老的生存方式，而这也是影响人们思考方式的关键所在。我们将引入大量实例和案例，说明人类存在于史前时代的本能如何经过完美进化在过去促进身体健康，而现在又如何对其造成伤害。最后，我们将会强调身体健康和社会世界之间不可分割的联系，还会着重说明这两个领域如何在人们的潜意识中相互作用，从而影响人们的决定和行为。

在正式阅读之前，快速了解一下本书的写作方向可能会很有帮助。一谈到全球卫生趋势，我们会意识到许多最显著且最有害的趋势正发生在世界的某些地方——那里的人们享受不到基本的卫生保健条件。世界卫生组织有关可持续发展目标的相关报告也承认了这一方面[21]。从孕妇和普通女性的健康到清洁饮用水和疫苗的获得渠道，这些不尽如人意的健康状况对于全球数十亿的人口来说仍是一个不可忽视的问题。我们承认这些巨大的健康挑战，当然也不会忘记，而本书关注的却是另外一种不同的问题。这或许同样复杂，我们还在研究中考虑了现代社会拥有近乎用之不竭的技术、研究和信息，发展可谓最为先进、有目共睹，但为什么健康状况仍在逐渐恶化，背后的原因可能与健康问题没有太大关系。

在美国、英国和加拿大等国家，许多日益不利的健康趋势与全球不断增加的医学和疾病的知识背道而驰。无论如何，人们都应该变得更加健康。如果指引人们获得更加健康生活的知识在不断增长，而人们的实际健康状况却在不断下降，那么问题就比单纯提供药物或者组织公共健康运动要更加严重。人们有关生活方式的抉择似乎与其能够获取的海量信息不相匹配，这意味着推动人们做出某种行为的另有他物。也许值得一提的是，并非所有健康指标的方向都出现了错误。但是，我们在本书中要强调的那些健康指标十分重要，而且对于正在享受现代世界发展成果的人来说，也是一些最易导致疾病和死亡的指标。

许多自助书籍关注的都是单一的解决方案或者要言秘语，经常会分成两大阵营：社会科学与包括医学的生物科学。我们发现，每个阵营如果分开来看，往往无法掌握当今社会健康挑战的独特之处。只有将社会和生物两个方面结合起来，才能理解现代社会和健康之间日益扩大的鸿沟。日益严重的焦虑程度、炎症性疾病、慢性疼痛、处方药成瘾以及不良生活习惯，这些迹象都表明，其他社会力量也在发挥作用。尽管人类的大脑和生理功能在最近一段历史时期并没有发生太大变化，而人类所处的世界——便利设施、沟通方式以及生活期待——却在发生着巨大改变。人类与生俱来的本能就像一种内置进化软件，仍能完好无损地起着作用、应对着现代生态系统。但是如今，这些与生俱来的本能丧失了使人保持健康的作用，正在给人们带来伤害。

本书并不是要假装提供一个"一劳永逸"的解决方案。在许多方面，我们这一代人都面临着严峻的健康挑战，而且如果想要寻找一种包治百病的万灵药来解决一切，似乎有点不切实际。我们的写作目的始终在于：挖掘、阐明和探讨当今时代许多最棘手的健康趋势，同时突出社会健康和身体健康之间的联系。

研究与生俱来的本能时，人类历史能提供一些着实引人入胜的实例，而且其中大多都没人提及。当然，本书并不枯燥，这也是其特点所在，因为我们选择了各种各样的故事和科学研究来协助我们进行探讨。

路易斯博士对急诊医学拥有独特的内行见解，而罗伯特博士在航空安全和人为因素方面拥有广泛的背景知识，本书以此为基础，首先揭示了现代医院制度下患者的安全现状。第一章有关失误率的数据令人震惊，这表明即便是最先进的科技进步也无法战胜人性。这一章要明确的是，要尽可能保持身体健康，避免去医院看病。此外，这一章还为本书其余部分探讨当今社会最为棘手却鲜为人知的健康趋势奠定了基础。

第二章主要叙述了糖、盐、脂肪和压力，探讨了当下最普遍的饮食问题，同时还解释了为什么这些问题会因为人类古老而神奇的生理功能进化的方式而变得难以解决。第三章以人脑发育为主题，研究了人脑这一动物界的独特器官如何变得难以跟上社会科技的发展脚步，以及这种情况对人类从童年到成年的健康和幸福有何意义。第四章重点围绕幸福展开叙述，幸福是贯穿现代社会有关人类健康文献的一个主题；在这一章，我们思考了为什么人们有关获取幸福的知识少之又少，还揭示了社会、幸福和健康之间的联系。第五章主要叙述了睡眠的作用——不仅是一种无可争辩的生活必需品，还是一种由于不受社会和文化世界重视而已受到全面冲击的生理功能。如果不深入了解人类如何评估风险和做出决定，就不可能完全了解人类的本能。第六章探讨了风险和回报这一主题，使读者能更加深入地理解行为背后的原因。最后，第七章通过叙述与生俱来的健康，告诉人们即使一切似乎都无法挽回，人类也有一种浴火重生的神奇才能。通过回顾一段奇妙且真实的历史时期——可以证明人类的健康水平会随着巨大的社会进步而不断提高，人们能够理解，只有对自身本能加以利用而不是对其忽视，人类才能取得最大的成功。

本书旨在阐明人类在快速发展的现代世界中有何处境，涵盖了大量鲜为人知、与人类工作生活方式有关的事实和数据。本书并不是要提供一种权宜之计，而是提供一些看待问题的视角和见解。

1. Khazan O. America experiences more pain than other countries. The Atlantic, 20 Dec 2017.

2. Jones JM. In U.S., 40% get less than recommended amount of sleep. Gallup, 19 Dec 2013. See also, Howe N. America the sleep-deprived. Forbes, 18 Aug 2017.

3. Boon S. 21st century science overload. Canadian Science Publishing, 7 Jan 2017.

4. Fuller RB. Critical path. New York: St. Martins Press; 1981.

5. Corish B. Medical knowledge doubles every few months; how can clinicians keep up? Elsevier Connect, 23 Apr 2018.

6. Lieberman DE. The story of the human body: evolution, health, and disease. New York: Vintage; 2014.

7. Welsh J. Humans evolving slower than expected. Live Science, 15 June 2011.

8. Holmes B. Brain drain: are we evolving stupidity? New Scientist, 20 Aug 2014.

9. Woodley MA, Nijenhuis J, Murphy R. Were the Victorians cleverer than us? The decline in general intelligence estimated from a meta-analysis of the slowing of simple reaction time. Intelligence. 2014; 41 (6): 843–50.

10. Henrich J, McElreath R. Dual-inheritance theory: the evolution of human cultural capacities and cultural evolution. In: Oxford handbook of evolutionary psychology. Oxford: Oxford University Press; 2007.

11. Ahmed SH, Guillem K, Vandaele Y. Sugar addiction: pushing the drug sugar analogy to the limit. Curr Opin Clin Nutr Metab Care. 2013; 16 (4): 434–9.

12. Mental Health Foundation. Childhood and Adolescent Mental Health: understanding the lifetime impacts. London: Mental Health Foundation; 2004.

13. Kochanek KD, Xu JQ, Murphy SL, Minino AM, Kung HC. Deaths: final data for 2009. Natl Vital Stat Rep. 2011; 60 (3): 1–116.

14. Mosca L, Mochari-Greenberger H, Dolor RJ, Newby LK, Robb KJ. Twelve-year follow-up of American women's awareness of cardiovascular disease risk and barriers to heart health. Circ Cardiovasc Qual Outcomes. 2010; 3: 120–7.

15. The Leapfrog Group. Hospital errors are the third leading cause of death in the U.S. and new hospital safety scores show improvements are too slow. Hospital Safety Score. Washington, DC, 23 Oct 2013.

16. Landrigan CP, et al. Temporal trends in rates of patient harm resulting from medical care. New Engl J Med. 2010; 363: 2125–34.

17. Baker GR, et al. The Canadian Adverse Events Study: the incidence of adverse events among hospital patients in Canada. Can Med Assoc J. 2004; 170 (11): 1678–86. Society, the Individual, and Medicine. Patient Safety. University of Ottawa. URL: http: //www.med.uottawa.ca/sim/data/Patient_Safety_Intro_e.htm. Retrieved 5 May 2016.

18. Winerman L. By the numbers: our stressed-out nation. Am Psychol Assoc. 2017; 48 (11): 80.

19. Gambini B. Pain is widespread, legitimate problem that must be remembered amidst opioid concerns, researcher says, 2017.

20. Azab M. The brain on fire: depression and inflammation. Psychology Today, 29 Oct 2018.

21. World Health Statistics. World Health Statistics overview 2019: monitoring health for the SDGs, sustainable development goals. Geneva: World Health Organization. p. 2019.

目录

第一章

为什么医院是
世界上最危险的地方

数据显示，战场上作战的士兵要比美国现代医院里就诊的患者更加安全。2007年是伊拉克战争死伤最惨重的一年，美国当时对伊拉克实行"增兵"，部署了大约由16万人组成的"地面部队"，最终损失了904名军人[1]。而在同一时期，美国大约有3510万人在医院寻求救治，据研究人员估计，其中就有约40万人死于"可避免的"失误[2]。这一数字还不包括在医院治疗期间死于创伤或者心脏病、脑卒中和癌症等因素的人。通过计算这些数字可知，对于增兵期间被派往伊拉克的军人，每200人中有1人可能死亡。相比之下，对于前往美国医院就诊的患者，每100人中就有1人会因为可避免的失误而面临死亡风险。坦率地说，与作为士兵死在伊拉克战争最致命的时期相比，作为患者因医务人员失误而死在医院的可能性会更大。

要想理解社会世界对人们健康的影响，医学的核心所在——医院就是最好的起点。医学专业人员能够接触到大量的科技创新和诊断设备，应该最不可能受到古老社会本能（能够危害人类健康）的影响，但事实上，正是这些倾向使医院成了世界上最危险的地方。

医疗保健包括很多无法确定的环节。人的生理功能有时可以高度预判，有时却像一个无法解开的谜。每个人对药物的反应可能不尽相同，免疫力水平也有高有低，而且一些人还可能具有影响恢复的潜在健康状况。雪上加霜的是，去医院就诊的患者虽然通常大致知道自己哪里出了问题，但一般并不了解逐渐恶化的身体症状，只是想着必须马上进行治疗。进入医院这个迷宫以后，患者肯定会被不同类型、不同经验水平以及不同专业领域的医疗专业人员分析和治疗。虽然医护人员受过专门训练，但他们首先是人，也会受到身体疲劳、沟通失误、嘈杂环境、超负荷工作、饥饿和不良团队环境的影响。人类生理的复杂状况与现代诊断医疗的迷惘困惑及变幻莫测一旦相遇，就会出现巨大的失误鸿沟。尽管每天也有医护人员做着坚定英勇的努力、展示着相当杰出的治疗结果，但保健设施中的患者安全体系正在逐渐出现问题，而且医护团队间的协调沟通效率极其低下，这意味着现代医院仍是一个滋生失误的地方。

生物技术医学或许是发展最迅速的一个领域，同时也是感受创新性和适应性之间差距的最广阔舞台。21世纪初，人类基因组图谱首次被绘制出来，且耗费了30亿美元。如今，同样基因组图谱的成本却不到1000美元，价格迅速下降[3]。CRISPR（规律间隔成簇短回文重复序列）等技术可能很快就能让科学家利用Cas-9酶"编辑"特定的人类DNA（脱氧核糖核酸）链，从而使人类告别病痛，并且身体强壮、思维敏捷。那CRISPR技术的成本是多少呢？大约40美元。对，就是40美元。全球数以百计的实验室都在进行各种研究，例如消除疾病和制造超能力人类，难怪CRISPR技术会令人惊叹，且获得大量关注[4]。相比直面人类取得的医学进步，更需要的是进行适应。但是，作为人类和实践者，很大程度上令人失望的不在于医学界的技术层面，而在于非技术层面——领导、决策及沟通。人性尤其是对社交和决策的偏见，会持续削弱人类充分利用现代医学成果的能力。

可避免的医疗失误

在一个寒冷的冬日，曼哈顿上东区久负盛名的纽约医院收治了一名58岁名叫安德鲁的男性患者，准备为其切除发炎的胆囊——十分简单的一项手术。尽管安德鲁察觉胆囊出现问题已经不是一天两天，但他对医院和医生感到十分恐惧，长期以来一直对手术犹豫不决。然而令人遗憾的是，三天前的一次超声检查显示手术非做不可。安德鲁最终鼓足勇气克服了对医院的恐惧，在第二天上午8点45分进行了胆囊切除手术，而且术后状态良好。他在观察病房待了3个小时，然后被转移到医院的一间私人病房，还配有一名专职护士。

整个晚上，护士都定期查看安德鲁的情况，发现他的生命体征并未出现任何异样。但是护士第二天早上5点45分检查时，发现他脸色发青。护士试着叫醒他，却没有得到任何回应。在接下来的45分钟，医护人员想尽各种办法试图恢复安德鲁的知觉，包括试图给他插管，但最终都没能成功，因为他的身体已经开始变僵。上午6点21分，医院宣布安德鲁死亡。死亡证明上的名字是：安德鲁·沃霍尔[1]。20世纪最具影响力且最富创造力的一位智者死于医疗失误。

一个相对年轻、健康状况良好、刚做完常规手术且没有任何并发症的人怎么会在术后恢复期突然死亡呢？安德鲁的尸检结果显示，他的肺和气管里面全是液体。对其死亡的调查很快就转向了他在医院的输液量，结果证明，其输液量是正常情况的2倍。液体过量会使电解质失衡，外加使用大量吗啡，从而导致他体内的电解质紊乱。但这一状况并未被察觉，最终导致昏迷和心跳停止。尽管这位流行天王的死是由临床上的某种变故直接造成的，但导致其死亡的所有因素最终都可以归为一系列完全可以避免的人为失误。医生对于这种形式的伤害有种正式的说法：医源性疾病，本质上是指与医生治疗有直接关系的"可避免的"疾病和并发症[5]。

亚历克斯·詹姆斯是一名19岁的大学生，他在八月份炎热的一天因为跑步晕倒而被送往医院。初步分诊显示他体内钾含量过低，还出现了一种叫作长QT间期[2]的异常心率。有位心脏病学专家要求对其进行心脏磁共振成像，但奇怪的是，检查一直没有完成；进行心脏磁共振成像的技术人员中途停止了检查，因为他们缺乏操作的专业培训。然而，技术人员并未向任何人透露检查并未完成，而医生认为亚历克斯已经完成了心脏磁共振成像。基于这一认识，医生对亚历克斯进行了心脏导管插入和心内电生理检查——都属于侵入性检查；然后亚历克斯在医院恢复了5天。手术期间，医生再次确认亚历克斯存在"长QT间期"，并告知其家人一定会为他补充适当的钾，以提高他体内的钾含量。令人惊讶的是，医院承诺的钾补充从未实现。最终，亚历克斯出院的时候，医

1　安德鲁·沃霍尔亦称安迪·沃霍尔，被誉为20世纪艺术界最有名的人物之一，是波普艺术的倡导者和领袖，也是对波普艺术影响最大的艺术家。

2　QT间期与心率快慢有密切关系，正常人心率加速则QT间期缩短，反之则延长。QT改变在临床心电图诊断上具有重要价值，特别是QT延长对预测恶性心律失常和心脏性猝死有重要意义。

院给了他明确的口头指示，告诉他除了跑步还要避免哪些活动。在此期间，医院也给亚历克斯开了药，让他服用咪达唑仑。这种特殊的药会抑制中枢神经系统，具有镇定、减轻焦虑和放松肌肉的良好药效。然而，伴随这些良好效果的是顺行性遗忘，也就是记忆丧失。顺行性遗忘的效果十分强大，事实上，如果你进手术室前服用了咪达唑仑，那你可能就会忘记房间里面有哪些人，甚至会忘记麻醉过程。因为亚历克斯一直在服用咪达唑仑，而医生的指示只是口头的，亚历克斯几乎忘了大多出院后的关键注意事项。更糟糕的是，后来通过估算得知，亚历克斯服用咪达唑仑的剂量可能远远超出了他的体重需要剂量。

按照预定时间，亚历克斯出院5天后见了家庭医生，因为他的心脏病医生建议对其病情进行随访。这位家庭医生是名住院医师，对心脏病学既缺乏经验也缺乏知识，因此没能按照康复计划为亚历克斯安排重要的后续检查，反而给了一份使他不受限制的健康证明。大约3周后，亚历克斯独自跑步的时候又昏倒在了地上。事后三天，医生虽然为亚历克斯补充了大量的钾，但他最终没能醒来[6]。

在温尼伯的一间急救室里，45岁的双侧截肢者布莱恩·辛克莱坐在轮椅上，正在接受市健康科学中心一名分诊助手的观察。辛克莱已有整整24小时没有排尿了，所以在当地一家诊所的建议下去了急诊室。辛克莱一到急诊室就和里面的助手进行了交谈，之后便推着轮椅来到候诊室，等着轮到自己。几小时以后，辛克莱的情况越来越差。他变得十分难受，甚至好几次都吐在了自己身上。辛克莱的痛苦并非没有引起注意，其他患者将他逐渐恶化且令人担忧的状况告诉了急诊室的医护人员。候诊室里有位女士观察力十分敏锐，从事医疗助手工作已有35年，当时正在医院看望女儿。她注意到辛克莱已经在同一个地方待了整整24小时，而且看起来身体十分不适。她赶紧向周围的护理人员报告了这一情况，但没有得到任何回应。为了寻求帮助，她让一名安保人员查看辛克莱的情况，这名安保人员却称"手续太过烦琐"。候诊室的其他人也试着寻求帮助，但医护人员不以为意，认为辛克莱只是在那里看电视或者取暖。34小时后，他因导管堵塞引起的膀胱感染死在了轮椅上，但其实这种疾病完全可以治疗。尽管辛克莱一进急诊室就和医护人员进行过沟通，但他最终还是没能得到治疗[7]。

如今在美国，医疗失误的概率为10%~25%。概率较大时，意味着进入现代美国医院的每四个人中就有一人会受到伤害[8]。25%的加拿大人称自己或者家人曾经历过医疗失误[9]。世界卫生组织称，23%的欧洲人曾受到医疗失误的直接影响，而18%的人称曾在医院经历过重大医疗失误[10]。可避免的医疗失误是蔓延全球的一种流行病。

加拿大有研究表明，每年有70000名患者因医学治疗而受到严重伤害。而在这些人中，有23000名患者死于"可避免的"医疗失误[11]。这意味着，按人均计算，加拿大因可避免的医疗失误而导致死亡的概率要比美国更高。这些数据应该警示医疗系统的所有用户。通过数字比较，可避免的医疗失误造成患者死亡已经成了一种全国性的公共卫生紧急事件。大约在23000名患者因可避免的医疗失误而死亡的那一年，有近3000名加拿大人死于车祸、近16000名加拿大人死于脑卒中[12]。尽管我们经常听说机动车事故和道路安全事故，但实际上与车祸造成的死亡相比，医疗失误导致死亡的可能性更大。而且，医护专业人员的信心也不容乐观。在加拿大，77%的医院管理人员、75%的护士及40%的医生都认为，"只要在加拿大医院进行治疗，就有可能遭受严重的医疗失误"[13]。

这些可避免的医疗失误还会带来严重的财政负担。据估计，在加拿大，医疗失误导致了110万天的额外医院护理。按照每天5500美元保守估计，加拿大纳税人就要为此付出高达60多亿美元的代价。美国的一项研究认为可避免的医疗失误的成本为195亿美元。该研究的负责人还估计，如果将损失的寿命考虑在内，那每年医疗失误造成的损失将高达1万亿美元[14]。

问题不在于医学知识。大多数失误并不是因为专业技术不高或者医疗技术不足。相反，沟通、团队合作和领导等患者护理的非技术因素发挥着举足轻重的作用。改变或许十分缓慢且极具挑战，但并非无法实现。人们以前曾有过这样的经历——来之不易的经验教训和安全变革让人们的每次飞行都能得到保障。

可避免的飞行事故

1982年1月，佛罗里达一架由华盛顿国家机场开往劳德代尔堡的波音737航班起飞后因无法爬升而坠入波托马克河的第十四街大桥。航空公司在训练飞行员期间会对这场空难进行深入分析和广泛讨论，认为这是领导失败、操作程序缺乏规范、沟通决策不力的一个典型案例。

　　在一月份那重要的一天，华盛顿国家机场迎来了一场罕见的强降雪，积雪总计超过6英寸（1英寸=2.54厘米）。降雪十分强烈，机场不得不暂停飞机起飞和降落以赶上除雪的工作进度。佛罗里达航空90号班机载有74名乘客和5名机组人员，起飞前对机翼进行了除冰，但后来发现，除冰剂的浓度并未受到仔细监测，且标准除冰程序几乎被完全忽略。

　　活动坡道上满是冰雪，十分光滑，负责将这架波音737飞机从登机口往回推的牵引机因轮胎在雪泥中打转而无法进行任何拖拉。但与波音公司的既定程序完全相反的是，机长试图使用飞机的反推力装置驶离登机口，导致喷气发动机向前产生推力而非向后。这架牵引机并没起到什么作用，于是又换了一架新的，并且这次安装了防滑链，最终将飞机成功拉回。

　　飞机从滑行道驶上跑道以后，机长在阅读起飞前检查清单时拒绝了副机长的建议，没有启动发动机的防冰系统——尽管当时的降雪情况使之尤为必要。对于大多数航班，发动机的防冰系统会利用发动机或电热设备产生的热空气来保证发动机进气口在地面或起飞时不含积冰。

　　当今时代，除冰剂会受到极其严格的监测，还会经过各项仔细检查，从而使飞行员在机翼是否可以准备起飞方面做出十分准确的判断。然而在20世纪80年代早期，这可能更像一场猜谜游戏。除此之外，机翼上的额外积雪量最终也会削弱除冰剂使机翼不结冰的效果。为了接受更多除冰剂，飞机必须离开长长的起飞队列，返回主要除冰区域或者登机口。佛罗里达航空公司的这名机长为了不失去其职位，决定让自己驾驶的波音737飞机尽可能地靠近前一架飞机，以便利用前面飞机发动机排出的热气来融化本机上的积雪。这种方法会引起冻融循环，加重冰冻情况。

　　佛罗里达航空90号班机最终排在首位且获准起飞时，操纵飞机的副机长开始增加动力。他很快就注意到出了问题，因为发动机仪表的读数并不准确。在这架飞机开始加速的时候，他多次向机长表达了自己的顾虑，但都没有得到理会。

根据驾驶舱话音记录器[1]，飞机升空以后就传来了飞机失速警告计算机启动震杆器的声音。震杆器是一种报警系统，会使机长和副机长的驾驶杆产生颤动，以警示飞行员机翼即将失去升力。

90号班机刚上升了350英尺（1英尺=0.3048米）就开始朝着波托马克河掉落。飞机撞上了第十四街大桥，机上几乎所有人都遇难，当时正在过桥的四名汽车司机也没能幸免。

佛罗里达航空90号班机事故不仅推动了航空公司进行变革，也成了所有航空公司飞行员都熟悉的一个案例。但并不是技术问题使佛罗里达航空事故改变了行业规则；而是航空公司飞行员的沟通方式，或者说实际上失败的沟通方式，从根本上永远改变了飞行员的训练和飞行模式。

佛罗里达航空90号班机坠入波托马克河的前一年，联合航空公司提出了一个针对飞行员训练的创新项目，名为"驾驶舱资源管理"。事故前2年，联合航空公司一架DC-8型飞机在波特兰国际机场最后进场时因其中一个轮子未能恰当伸入着陆位置而着陆失败，之后又因燃料耗尽撞毁在波特兰的一个社区。

飞行员注意到轮子不在着陆位置以后开始谨慎复飞，但他们因过度专注于解决起落架的细节问题而完全没有意识到另一个更严重的问题——飞机的燃料储备正在急剧减少。这架装有四个发动机的大型DC-8型客机在波特兰上空盘旋时，燃料突然耗尽，四个发动机全部熄火，然后它慢慢坠落，最后撞毁在一个居民区。飞行员既没有监测燃料情况，也没能进行恰当的沟通。

航空业一直都最重视切实安全。佛罗里达航空公司和联合航空公司的空难是导致当今航空公司飞行员训练方式发生大规模改变的一些案例。这种培训首先要求飞行员认识到，建立良好的团队动力和沟通，同时理解和减少团队冲突的来源，可以避免大多数连环失误。随之而来的一种理解就是高度明智的原则，即不能等到事故

---

1 驾驶舱话音记录器又称座舱通话记录器，是飞机上"黑匣子"（飞行信息记录系统）中的一个，实际上就是一个无线电通话记录器，可以记录飞机上的各种通话。

发生了才采取纠正行动。这种做法相当于"墓碑式安全"，如果不恰当地开个玩笑，也就是安全是在一次次死亡中实现的。预防才是关键，这意味着在真正出现问题之前就要认识到出现问题的原因。

如今，现代飞行员会在模拟器中接受训练，这些模拟器非常先进，几乎与真实飞机的驾驶舱没有区别。波音787梦想客机的模拟器标价约3000万美元，拥有真实波音787客机的所有功能，甚至更多。如今这些先进的模拟器十分逼真，即使没有见过真实飞机，飞行员（理论上）也可以进行驾驶。"模拟人生"外观像巨大的水上住宅，处在洞穴般模拟仓中三个大型液压装置上，可以进行滚动和倾斜，从而使人产生一种全方位完全加速的精确感觉。通过使用模拟器的大型导航数据库，飞行员可以沿着世界各地的实际航线进行驾驶，还可以着陆在任何机场。模拟器可以在没有任何风险的情况下再现所有紧急情况，而飞行员也可以在能够想象到的最恶劣天气状况下，将严重受损的飞机降落在全球最难着陆的机场。在模拟器的控制下，飞行员还可以重现已经发生的空难。几年前，罗伯特博士通过使用法国航空公司在巴西海岸坠毁的确切资料，在一架空客A330模拟器中模拟了当时的实际情况，体验了飞机高空坠毁时的感受。飞行员还会在模拟器中学习如何在没有实际训练的灾难性情况中生存，例如起飞时发动机着火、控制故障或者遭遇致命的风切变。

尽管飞行员必须展示高度熟练的飞行技术——飞行员称之为"手脚并用"技能或"操纵杆和方向舵"技能，但现如今，将近一半的飞行员培训和评估都以驾驶大型飞机的非技术层面为基础。

如今，没有飞行员可以独立工作；这是一项团队任务。在狂风暴雨中将一架重达600000磅（1磅≈0.4536千克）的大型客机以每小时160英里（1英里≈1.6093千米）的速度着陆在表面光滑的跑道上，不仅需要驾驶员的高超技术，还需要所有机组人员的合作。

联合航空公司和佛罗里达航空公司的坠机事件使整个飞行员培训行业了解到，航空必须在更大程度上保障安全。问题是应该采用何种方法？联合航空公司提出了驾驶舱资源管理，这与其说是一种新的培训项目，不如说是一种全新的培训模式。如今，它被称为机组资源管理（CRM）。这种理念发生了些许改变，这源于一种认识，即机组人员造成的许多（如果不是大多数）失误并非由于缺乏技术知识，而是由于人为失误导致的非技术因素。许多早期飞行员在军队中就已经掌握了飞行技能，他们接受了最高标准的训练，完成过众多极具挑战的飞行作战任务，在海浪中搜寻潜艇，在雨中降落在摇摆不定的航空母舰上，在遥远的北极驾驶老一代飞机，或是将飞机着陆在丛林中十分昏暗的狭窄跑道上。

有过这种经历的一名飞行员给罗伯特博士讲了一个驾驶康维尔580飞机（一种大型、缓慢且笨重的低翼涡轮螺旋桨飞机）给非洲一个偏远村庄运送食物的故事。进入丛林狭窄跑道的进场方向只有一个，因为如果飞行员为了寻找其他进场方向而放弃着陆，就会使附近山头上的丛林自卫队有足够时间准备枪支，最后击落飞机。到目前为止，最好的方法是从树顶快速进行直线进近着陆，这通常会使丛林自卫队措手不及，没有机会拿枪瞄准飞行员。

讲故事的飞行员回忆了一次这样的着陆。在完成了快速低飞的进场以后，他们正要着陆在崎岖不平且长满杂草的狭窄跑道上时，突然被一个正走在临时跑道上的村民挡住了去路。飞行员开始复飞，用力把机头拉起，同时向左做出一个令人晕头转向的急上升转弯。在判断出不能慢慢飞出丛林之后，飞行员决定将飞机的起落架和襟翼保持在全着陆的位置，并在与树顶平齐的高度进行急转弯，使飞机尽可能快地回到地面。驾驶着这架笨重的涡轮螺旋桨飞机在空中不停盘旋的时候，这名飞行员能听到子弹击中飞机侧面的声音。他赶紧将机头朝下，在枪炮中着陆在这条狭窄的丛林跑道上。飞行员不知道的是，村民们以为移走长满杂草跑道上的一些大型地下岩石是一种善意，但这种行为在无意中使地面出现了几个天然的水槽洞。所以飞机的鼻轮就陷进了一个这样的洞里，导致飞机突然停止，前起落架也半埋在地下。

在缺乏任何机器或者工具的情况下，将一架重达5万磅的飞机从丛林中的一个洞里抬出来几乎是不可能的。不过正如故事叙述的那样，整个村庄的人经过长时间努力终于将机头从洞里抬了出来。但这条跑道已经十分危险，不再适合起飞。如果飞机全速起飞时陷入不止一个水槽洞的话，那就完全没有办法了。另外一种选择是在附近的草地上开辟一条新的跑道，尽管这意味着要沿着山坡起飞，并且不仅是一个山坡，而且是一个雷区。飞行员小心翼翼、一寸一寸地将草砍掉，又戳了戳地面，以防碰到炸弹。最后，这条临时跑道准备好了。为了减轻飞机重量、缩短起飞滑跑距离，飞行员清空了飞机上任何不必要的东西。他还必须调整常规的起飞技术，使飞机以尽可能低的速度驶向空中，以免触发任何未勘探的地雷。这名飞行员有关飞机的知识和技能最终使他取得成功、活了下来，不仅让他有机会讲述自己的故事，有机会将食品、药物运送给迫切需要的村民，而且让他有机会成为一名航空公司飞行员，每天将乘客安全送往美国的四面八方。

在许多职业中，有些从业者能够顺利完成他人始终无法完成的工作，因此往往获得极大的尊重。航空曾被典型地定义为不同程度的冒险，在他人觉得太过危险的恶劣天气下进行着陆，这种做法过去常常被用来检测飞行员的技能。飞行员们都想成为能够完成任务的人。这强调的是"手脚并用"的技能，它使飞行员的各项能力都经受考验。但任何这样的行为最终都会带来代价。航空公司的培训部门开始发现，造成事故的并非总是飞行技能，也可能是缺乏团队合作。如果是戏剧表演的话，那1965年英国同名戏剧的开场歌词"飞行器里的好小伙"就要变成"飞行器里训练有素的团队"了[15]。

今天的机组人员会告诉你，飞机上不存在什么独行侠。独自一人不顾一切完成所有任务，这种想法已经被一种更加成熟的理念所取代，而这种理念的形成基础就是需要达成一种理解，即从尽可能多的良好来源，例如其他飞行员（不论等级或者年限）、乘务员、签派员[1]、空中交通管制员、飞机工程师和地勤人员获取反馈时，解决问题的能力、领导能力以及团队合作能力就会增强。

机组资源管理已经取代了驾驶舱资源管理，其核心是一种重视操作理念、强调领导层面的协作方式。这意味着航空公司的机长（及其负责人员）要积极寻求其他机组人员的意见，同时希望彼此如果看到令人担心的事情可以说出来。机组资源管理实际上是要建立一种欢迎并鼓励提出意见的文化环境，以便做出更加明智（因此更加安全）的领导决策。此外，并不仅仅只有负责人才能在团队中"激活"机组资源管理（不过负责人可以做许多事情来促进机组资源管理）；相反，机组资源管理

1　签派员是一个航空公司不可或缺的人员。他们的主要工作是搜集飞行信息、制订并申请飞行计划，与机长共同放行每个航班。

是一种自动的文化模因，基层机组人员完全可以发表自己的看法和顾虑，而高层机组人员应该促进并鼓励沟通、积极征求意见。

如果历史可以倒回，而注定要坠毁在波托马克河的佛罗里达航空90号班机上存在良好的机组资源管理，人们就会看到一名不那么罔顾标准程序且不那么忽视实际操作的机长，例如不会试图用反推力使飞机离开登机口、不会试图借助前面的飞机融化自己飞机上的冰雪、不会在起飞前仅使用现有资源来复核机翼状态、不会不根据要求进行发动机防冰，以及不会在起飞滑跑开始时忽视副机长对异常发动机参数的质疑。如果这名机长的表现没有那么鲁莽，那一定是机组资源管理下副机长的建议、观点和劝说受到了重视。如果两名飞行员在某些情况下意见不统一，或者没有达到飞行员所称的"共享态势感知"，那飞行就会暂时停止，直到双方解决分歧。

通过践行机组资源管理的原则，佛罗里达航空公司的这名副机长会感觉到有权发言、询问、提醒或必要时态度友善地质疑机长，还会在起飞滑跑期间发动机推力不足等紧要关头更加直接果断地表达自己的意见。所有飞行员都知道，实际操纵一架飞机，尤其是在恶劣天气下，需要高度精湛的技术和高度集中的注意力，同时需要机组人员之间的良好配合，操纵飞机的飞行员在驾驶时，另外一名或几名飞行员可以顾全大局。

现代航空公司的飞行员会在每次飞行中将其任务分为"飞行操纵"和"飞行监控"。按照惯例，这些职责会在连续航段中来回转换。如果飞行剖面图、飞机状态或操作程序出现任何明显的问题，监控飞行员都要及时报告。如果配合得当，就能创造一个至关重要的安全网，从而增强飞行操纵员的态势感知以及避免失误。这种配合也能在加拿大航天局和美国航空航天局空间机械臂的操作中看到：一名宇航员紧挨着控制装置以操纵机械臂精准完成任务，而另一名宇航员则远离机械臂以观察"全局"。

联合航空公司的DC-8型飞机在波特兰上空耗尽燃料的时候，飞行员正专注于起落架的故障，而忽视了更具危险性的燃料不足问题；但如果机组资源管理的原则得到践行，机组人员就会对其任务优先排序，从而使飞机避免坠毁。也许那天晚上DC-8型飞机上有飞行员注意到了燃料不足的情况，不过却错误地以为机长已经注意到了。如果机组资源管理的环境良好，监控飞行员完全可以将燃油情况口头表达出来，即使这一信息多余或无关紧要。而且如果在良好的机组资源管理文化中，机长会感谢其他机组人员（无论级别或职位）为自己提供信息，无论这些信息是否有用。机长广开言路并真诚感谢，可以有效促进日后沟通，而这在某种程度上可能真的能拯救生命。

当然，反之亦然。有多少次我们想要表达一些看法，却又担心如果看法错误会受到无形的社会和职业道德谴责？我们都有过这种感受。如果呼声正确，那在同辈人中的声望就会上升；但如果呼声错误，那声望就会下降，然后对团队的价值就会下降，观点也会得不到重视。我们担心将来自己的独到看法会被随意驳回。作为社会性动物，如果在那些我们重视的人中毫无保留地表达自己的看法可能意味着会破坏来之不易的宝贵社会资本，那么很少有人能直言不讳。

阿希从众实验

1951年所罗门·阿希有关从众的实验就着重强调了社会认可对做出决定的强大影响[16]。阿希设计了一项巧妙而简单的研究：在两张卡片上画上图案，一张上有三条不同长度的直线（标记为A、B、C），而另一张上只有一条直线，这条直线与第一张上其中一条一样长。任务很简单：判断单一的这条直线与另外三条直线A、B、C中的哪一条一样长。匹配这些线条的任务实际上很简单，但这并非阿希内心想要的实验。

阿希让8名参与人员坐在一张桌子旁边，而且给其中7名参与人员特别介绍了这次实验的真实意图，还告诉他们该如何回答。这7名参与人员组成了本次研究的"同盟"。剩下的一个人就成了实验对象。每一轮实验开始的时候，阿希会让每个人轮流发言，大声说出A、B、C中哪条直线与那条单一的直线一样长。按照设计，唯一的实验对象总是最后一个回答问题的人。阿希还要求参与实验的"同盟"在有些轮次中说出正确答案，而在有些轮次中故意给出错误答案。如果答案明显有误，那么实验要测试的就是，实验对象听到其他7名参与人员都自信地说出同一个答案之后会不会说出与之相反的正确答案。实验对象是会大声说出正确答案，还是会仅仅为了避免与众不同而遵从团体的错误答案？研究总共测试了123名实验对象，结果十分有趣。

即使知道团体答案错得离谱，但在所有实验对象中，有三分之一的人还是选择一直遵从团体意见。四分之三的实验对象至少有一次遵从团体的错误答案。实验结束以后，阿希立即对实验对象进行了后续采访。对于实验对象遵从团体意见的做法，最常见的原因是担心遭到嘲笑，以及认为融入团体比是否正确更重要。

这项实验对人们容易改变的社会毅力做了总结，一些批评人士却认为这些结论仅仅基于一项匹配纸上直线的测试。如果社会资本如此宝贵，那么为什么要将其投射在这样一个微不足道的游戏上呢？情况无关紧要的时候，人们只是耸耸肩选择遵从大多数人；而情况严重的时候，人们又会站起来反对整个团体，这难道不合情合理吗？虽然这种批评令人称赞，但这种理想主义根本无法对抗人类有关群体遵从的不可原谅的历史记录。

可避免的航天飞机灾难

1986年1月28日，佛罗里达州一个异常寒冷的早晨，美国航空航天局的工程师刚检查完挑战者号航天飞机的发射台。夜间气温降到了零度以下，导致发射台上覆盖了大片的冰和成排的冰柱。艾伦·麦克唐纳当时为设计固体火箭推进器的莫顿－瑟奥科尔公司负责航天飞机固体火箭发动机项目，他拒绝在发射建议上签字，担心橡胶O形环对固体火箭的密封作用会在极端寒冷的天气下失效。O形环在这种气温下的密封效果还未可知，因此，尽管还没确定发射最终会受到哪种威胁，但麦克唐纳认为，O形环失效的风险非常大。和之前的航天飞机一样，挑战者号的两侧也分别配有一个固体火箭推进器。推进器尽管在航天飞机及其主燃料箱旁看上去很窄小，但实际上只比自由女神像短2英尺，而且每个推进器可以携带重达110万磅且能提供300多万磅推力的固体推进剂。

尽管麦克唐纳心存顾虑，但挑战者号的发射温度还是会比以往任何一次航天飞机的发射温度低20华氏度[1]。麦克唐纳预测，如果这个体积巨大的橡胶O形

---

1 1摄氏度（摄氏温度）=33.8华氏度（华氏温度）。

环温度过低，就会失去韧性、变得易碎，最后很有可能导致灾难。飞船升空73秒以后到达了9英里的高空，O形密封圈开始逐渐开裂，导致温度过高的尾气击穿密封圈，使中心的燃料箱处于极端高温。随后燃料箱爆炸，挑战者号在高速空气动力的作用下四分五裂。而固体火箭推进器仍在燃烧，随着自身推力飞向四面八方，最终只能在美国航空航天局靶场安全官的远程控制下被摧毁。船员舱共有7名航天员，包括一名社会学教师。

事发当晚，美国总统罗纳德·里根推掉原本发表国情咨文的安排，通过电视直播报告了这场灾难，还对在教室里热切观看发射直播的几百万学生进行了特别问候。这是一场全国性悲剧，使美国航空航天局的安全措施受到公众细致入微的探讨。里根总统随后成立了挑战者号航天飞机事故委员会，调查结果发表在罗杰斯委员会报告中[17]。尽管报告将O形环失效列为挑战者号灾难的主要原因，但也同时指出，影响因素还包括美国航空航天局没能确保足够的安全制衡、未能有效沟通风险和危害，以及发射准备出现不同意见时存在导致发射的同行压力。这指出了一种有关发射安全的环境，即排除负面意见，接纳积极意见。

艾伦·麦克唐纳在《真相、谎言和O形环》一书及其随后的一些公开演讲中讲述了挑战者号灾难提供的重要教训。其中最主要的就是，在你觉得情况不太对劲的时候，要有勇敢表达自己观点的能力。尽管麦克唐纳通过拒绝在发射同意书上签字做到了这一点，但他的警告在很大程度上被其他工程师否决了，而这些工程师在灾难发生以后表示，存在一种十分强大的潜在文化压力，会使人遵从整个管理团队进行发射的需要。麦克唐纳在讲话中着重强调，创造一个使人们尽管觉得发问很"傻"但也可以安心举起双手的环境。

高可靠性组织（HROs）就像核能行业和航空行业的许多机制一样，明白金星安全标准很大程度上取决于一种认识，即人类理性在面对社会压力时可能会选择违心之举。尽管航空领域的机组资源管理模式通过形成一种畅所欲言的文化环境并接受和鼓励畅所欲言的人来直接解决这些问题，但这在医疗行业并非常态。

🩺 手术室检查清单的必要性

几年前，罗伯特博士受邀协助开发加拿大第一个手术室检查清单，检查清单以世界卫生组织提出的清单方案为改编蓝本。据我们所知，罗伯特博士是加拿大委员会中唯一的非医学社会科学家，该委员会的任务就是审查清单的构成项目、提出修改意见并将其推广至加拿大各地。使用检查清单是航空领域的例行事项。这并不是因为飞行员记不住驾驶飞机要进行的所有操作，而是因为检查清单能在繁忙复杂的环境中起到评判安全的重要作用[18]。

正如预料的那样，设置手术室检查清单的过程中存在一些反对意见，主要由外科医生提出，其中有些人要么认为检查清单太过多余会浪费时间，要么认为这种做法会导致手术室民主化，使外科医生的能力和权威受到质疑。因此，除了需要多长时间阅读检查清单或者由谁阅读等战略性问题，罗伯特博士还能察觉到一种潜在的文化顾虑，也就是担心检查清单代表的东西——对手术室指挥权和控制权的威胁。在项目进行过程中，罗伯特博士与许多医生、护士讨论了这个检查清单，重点是减少他们对于使用清单的错误观念。检查清单不仅可以提供准备交叉检查和避免潜在失误的切实方法，还可以创造一种可以增强团队凝聚力和包容性的文化背景。加拿大现在使用的手术室检查清单确保所有人（甚至包括尚有意识的患者）都能达成共识，这有助于建立共享态势意识。它还通过确保团队成员为手术以及任何可能出现的紧急情况做好准备，来再次强调职能和责任。更重要的是，检查清单为增强沟通奠定了基调——其信息有助于形成一个包容性更强且敌意更小的环境，以便团队成员看到问题或者需要资源的时候可以畅所欲言。罗伯特博士鼓励外科医生采纳的意见是，检查清单可以给他们提供机会，让他们能够更好地带领团队、减少失误以及做出更明智的决定。

如果没有形成这种环境，那么所有外科医生很容易因为缺乏沟通而倒向一边。研究手术室的团队动力时，罗伯特博士穿着长袍、戴着手套站在外科医生旁边，看着他们为患者进行脊椎手术。手术室里有两名外科医生、一个护理团队和一名麻醉师，他们按照常规精确度完成各种任务。其中就包括需要准确把握麻醉的效力和时间。通常情况下，这一任务配合得十分完美，所以会将麻醉时间控制得"刚刚好"。当天进行脊椎手术的时候，麻醉设备出了问题。尽管麻醉设备很少出问题，但这次手术使用的是一种新型设备，而且操作方式让人出乎意料。罗伯特博士观察麻醉师时注意到，他正在考虑寻求外界援助来理解如何操作这一设备，但中央制造商朝九晚五的办公室热线是他知道的唯一号码。麻醉师思考如何解决问题的时候，两名操刀医生开始讨论剩余的手术时间以及手术进程——这在很大程度上都要与麻醉师进行配合。罗伯特博士看着两名操刀医生谈论着手术进展，但注意到因为麻醉师过度关注麻醉设备，共享态势感知正在逐渐降低。而且患者领口处悬挂着一幅面积巨大的帘子，像一道屏障挡在了麻醉师和外科医生之间，让他们看不见对方，减少了面对面沟通的可能。罗伯特博士将这幅帘子比作飞机驾驶舱的门，而舱门处有一道实体屏障，阻碍着需要协调活动的团队成员。

麻醉师越来越关注这台让人难以捉摸的新式机器，进而开始错过外科医生提供的一些沟通提示；然后其中一名外科医生直接询问麻醉师是否一切顺利，信息传递的僵局最终随之瓦解。麻醉师概括叙述了目前的情况，使团队其他成员意识到出现的问题，还使外科医生开始考虑这一问题会在何种程度上影响手术计划。片刻之后，外科医生要求麻醉师汇报一下目前的情况，而且时刻更新进展。通过简单沟通，主治外科医生将整个团队的思想重新联系在一起，使态势感知实现了共享，从而减少了对设备问题的过度关注，以有精力顾全大局；然后开始考虑这一问题对手术的影响，进而创造一种使团队成员可以安心畅所欲言的环境，还通过在团队中建立更为畅通的沟通渠道，使外科医生掌握的信息更加全面，增强其团队领导能力。

观察这一过程，很明显，麻醉师起初想自己解决设备问题。他可能觉得这不是什么大问题，可以轻松解决，或者认为不值得打扰他人，使他人担忧。像许多人一样，他可能也不想冒险，让团队其他成员质疑自己的专业水平。这些都是与生俱来的社会本能。

创建畅通的沟通渠道、征求意见以及从团队成员和其他团队收集信息，这些并不是领导权民主化的过程。这些也不是削弱指挥的举动。正如飞行员从佛罗里达航空波音737客机和联合航空DC-8型客机等重大事故中吸取的教训一样，真正的安全威胁在于，人们意识不到社会对自己畅所欲言和与人沟通的巨大影响。

但是，对于医疗保健专业人士来说，这些原则并不神秘。有研究调查了手术开错部位等重大医疗失误的根本原因，结果发现沟通是首要问题[19]。但仅仅是让人们更畅所欲言还不够。许多医疗保健环境下，医护人员仍会受到主导社会暗流的束缚，而这些暗流强调竞争而非合作，强调医疗知识而非征求意见，而且最重要的是，强调责备-耻辱而非系统学习。为了缓解阻碍畅所欲言的社会束缚，医疗保健文化必须加强心理安全。

🧰 安全报告系统的必要性

加强团体心理安全的最快途径就是建立一个强制性的安全报告系统。安全报告在航空领域是一项例行程序，还是一种非惩罚性工具，用来记录事件、事故、失误或者其他可能源于日常操作的安全问题。安全报告尤为必要，而且确实如此。人们不能也不应该等到事故发生了才试图解决安全方案中的不足和漏洞。一个完善的报告系统会收集数以百计一旦疏漏就有可能造成灾难的数据，例如失误、隐患或者潜在威胁。即便如此，这一核心逻辑似乎与医学思维背道而驰。我们采访过的一些医疗管理人员担心，一个常规的失误报告系统会使医院失去声誉，因为医疗失误一旦以书面形式呈现，失误率通常会迅速上升。他们担心逐渐上升的失误率会被看作安全状况不良的表现，而非健全且具参与性的安全文化的体现。

理想情况下，人们想要记录每一个失误、事件或者安全威胁，而不是掩盖它们，这是人们建立学习系统的唯一方式。罗伯特博士曾多次遭到医疗保健专业人士的反对，他们对什么是可报告的失误或事件感到苦恼。该使用什么样的衡量标准来定义应该报告什么内容？许多人解释道："我们需要研究！"他们说："我们只是还没到达那一步。"当然，这些都是废话——答案是，你要报告伤害、错误或者任何预先感知可能会造成错误的情况。这确实是大量数据，但这就是人们观察关键趋势、调整培训和修复安全漏洞的方式。

美国航空安全报告系统由美国航空航天局于40年前建立，每年会收到大约30000份航空报告，尽管每年发生的事故或事件并没有这么多。这些数据经过汇编后发给联邦航空管理局，以填补安全缺口以及为加强飞行安全制定航线。这个单页报告系统容易使用且完全保密，还会奖励那些报告失误的人。而且许多航空公司更进一步，使报告成为一种强制规定——奖励报告失误的人，但如果事件继续发生而未报告则取消奖励。

报告失误首先需要理解，导致失误和不良事件的操作性问题几乎总是源于一系列较小的系统性故障，而这些小故障最终无法阻止事故发生。事实上，事故调查人员通常认为，某种失误链的背后一定存在最终会导致重大事故的几个影响因素。如果这些影响因素缺少一个，那事件或事故就可能不会发生。安全科学领域久负盛名的领军人物詹姆斯·里森教授称，导致事故的路径就像穿过瑞士奶酪的孔洞一样[20]。他是这样描述这一类比的：将一块瑞士奶酪切成许多片，可以观察到奶酪的孔洞并不会排成一列，因此无法一眼看穿所有奶酪片；同样地，事故链通常不会穿过所有防御层而导致实实在在的事故。但如果在极少数情况下，所有孔洞都排成一列，也就是所有影响因素都同时就位，那么就会出现事故。

如果一个团体缺乏完善的报告系统，那么重大事故发生时的调查往往会非常被动；医疗保健人员将这类重大事故称为"前哨事件"——会导致严重伤害或者丧命，且绝不应该发生也不容忽视。诚然，医院想要从这些事件中汲取教训，但前哨事件少之又少，这意味着大量早期预警可能完全没有得到重视。有多少次我们在路上开车，看到两辆车差点相撞——最后却看到人们继续照常驾驶，好像什么都没有发生过一样，因为事故确实没有发生。

早在1931年，H. W. 海因里希在被广泛引用的《工业事故预防：以科学为导向》[21]一书中就指出了致命事故和未遂事故之间的比例，这一模型被称为"安全金字塔"。安全金字塔旨在探索导致死亡的重大事故与严重程度较小的事故或事件之间的比例。尽管海因里希的原始数据受到争议，但许多人都开始讨论这一问题，其中包括当时北美洲保险公司工程服务的负责人小弗兰克·E. 伯德。伯德进行了一项规模宏大的研究，他分析了来自21个不同产业集团297家公司报告的1753498起事故——涵盖175万名员工，工作时间超过30亿小时[22]。伯德及其合作研究员乔治·杰曼的联合团队进行了4000小时的私密访谈。他们感兴趣的是导致死亡的事故与"仅仅"导致伤害或没有导致任何伤害的事故之间的比例。在其模型中，金字塔的顶端代表着致命事故。越往下走，基底越大，代表着一个团体可能经历致命事故的所有时间。该研究结果表明，致命事故和未遂事故之间的比例为1∶600，也就是说，每经历一次致命事故，就可能会经历600次未遂事故。回到车祸这一类比，这意味着每出现一起致命车祸，就会出现600起侥幸脱险的车祸。

有些团体通过研究高风险行为扩大了金字塔的基底。康菲石油公司发现，每发生一起致命事故，就会出现30万次风险行为，其中包括程序性应急措施或快捷方式[23]。从医院角度考虑这一点。假设最近的统计数字比较准确，美国医院每年会出现大约44万个可避免的死亡病例，且这一比例接近伯德和杰曼的研究结论，那就意味着，美国医院每年大约有2.64亿起（可避免的）未遂事件。其他一些研究着眼于每起致命事故中可能出现失误的数量，并且发现每起致命事件中大约会出现10000个失误或故障[24]。

对于医院来说，失误和未遂事故构成了一个有关其安全性能的信息金矿，这远远超过单一前哨事件的作用。它们意味着伤害形成前的干预机会。如果一名医护人员侥幸避免了一次用药失误，那其他医护人员在将来也可能遇到导致同一种失误的情况，而且可能会造成真正的伤害。大多数情况下，失误并不是由对其缺乏关注的"失职人员"造成的；出问题的几乎总在于系统，而不在于人。然而，医院未能充分利用这些有关未遂事故及失误的信息，其原因很大程度上在于报告时的犹豫不决。

2012年，医景网（Medscape）对医生的一项调查显示，对于"如果某种失误不会对患者造成伤害，那么是否会选择掩盖或避免揭露这一失误呢？"这一问题，37%的医生回答的都是"会"或者"视情况而定"[25]。如果是目睹其他医生出现失误，回答也是一样的。在华盛顿大学医学院托马斯·加拉格尔医生进行的一项研究中，超过一半的医生都表示在过去的一年曾目睹过其他医生出现失误[26]。加拉格尔解释称，医生也会受到社会压力的影响，这种社会压力会使人们无法采取行动，举报与其每天共事的同事。人类是社会性的，其理性认知仍会受到各种社会本能的影响，例如会同情犯下"无心之失"的人，害怕被视为"卑鄙小人"，担心不同意报告的人会进行报复。再一次，人们的社交支柱代表着不可动摇的思想观念。

良好的报告系统始于良好的领导——就医院而言，这意味着报告系统的首席执行官应该做好工作。首席执行官需要起草书面声明，承诺奖励进行安全报告（包括自我失误报告）的人。与此相对的情况包括故意漠视安全或进行犯罪活动（例如蓄意破坏）。通过签署安全报告宣言，首席执行官发出了一条信息，即医院的重点在于改善医疗系统以及建立一种学习文化，而不是为了同样情况下任何人都可能出现的失误而推卸责任、相互指责及感到着耻。这也为中层管理人员和监督人员提供了方向，使其知道如何处理摆在办公桌上的安全报告——将问题看作"瑞士奶酪"上的一个孔洞，而不是惩罚某个人。

🧰 你的任务

人们通常不会为了好玩入住医疗机构，为了减少成为医疗失误和不良事件受害者的概率，患者可以做些什么吗？经验法则是：避免在前、建议在后。这意味着，首要任务就是，除非必要否则避开医院，即所谓的"避免"。但这并不是说生了病不去医院，而是说要避免自己出现任何健康问题——无论源于生活方式还是身体损伤。这样一来，医院工作人员就没有机会接触到你。

除了急性损伤和疾病，第一条经验法则是照顾好自己，这样就能避免进入地球上最危险的地方。

不管你相不相信，选择权确实在你手里。心脏病、癌症和脑卒中——这些最有可能导致死亡的疾病几乎完全源自生活方式。有项众所周知的研究调查了时间跨度长达15年的数据，得出结论：在美国，导致死亡的最大原因在于非遗传的生活方式[27]。尽管人类在不断研发新型药物以及推出要价不菲的医疗用品，但人类的战斗对象其实是人类自己。在美国，前九种生活方式——从烟草、饮食和锻炼到机动车事故和枪火，目前导致了一半的死亡人数。换句话说，在当今美国，导致死亡的首要原因完全在于个人选择和个人行为。

当然，除了健壮和死亡这两种状况，人们还会面临大大小小的疾病，免不了去医院。人们了解医院的危险记录及其对人类生命造成的威胁。因此，如果人类的主要目标是活得更长久、更幸福且更健康，那么首要任务就是保持健康，避免因不良生活方式而危害生命，同时避免走进医院。

第二条经验法则是注意医院环境，尤其要注意照顾自己的医护专业人员的沟通和行为。

这是一种警惕形式，很多患者可能不太熟悉，尤其对于不习惯质疑医生的老一辈人来说。建议可以个人提出或者通过朋友、家人提出。因此，要能看懂医院的一些表格及听懂医护人员之间的对话，这可能会避免出现某种失误。过去的三年里，罗伯特博士看见过儿科患者的输血记录标签上登记着与患者不符的姓名和出生年月；听到过医生告诉同事没有评估手术失败的可用诊断方法，后来却发现方法其实很多；目睹过有名医生做完剖宫产手术后将物料落在了患者体内却极力否认，随后证明确实如此，又将其随意取出。罗伯特博士曾看到一位新生儿母亲询问自己的孩子为什么会心率加快，却遭到医生的反驳，然而新生儿最终被送进了重症监护室，证明这位母亲的担心完全正确；罗伯特博士还目睹过两名医生在没有洗手和戴手套的情况下直接从一个孩子胸腔移除中心静脉导管。应该注意到，在美国，每年死于中心静脉感染的患者高达4000人[28]。作为患者或者为患者发声的人，我们应畅所欲言！这并不是说要采取敌对态度，而是说，患者也有眼睛和耳朵，应该被看作里森"瑞士奶酪"模型中的一层，从而避免出现看似不可能的巧合，造成损伤或导致事故。

从洗手开始

如果你不知道从哪里做起，那就从洗手开始吧。人的双手蕴藏着数以百万计的有害微生物，可能会使医院患者受到伤害。此外，频繁使用手机等移动设备也加大了感染风险。大多数人整天都要频繁触碰或使用手机，还会把手机贴在脸上，然后装进裤袋里——绝佳的细菌培养皿。当然，医护人员也有手机，在医院巡视患者的时候也会不停使用手机或平板电脑。许多人可能并不知道，手机其实比鞋底、马桶垫和门把手还要脏。

我们和家人应该在靠近或离开患者附近的区域时及时洗手，还应该要求医护人员也做到这种程度。"医院内感染"指的是医护人员或医院环境导致的患者感染。在美国，每年大约有170万人会受到医院内感染，导致将近10万人死亡[29]。这意味着医院内感染是当今美国十大死亡原因之一。大约40%的患者感染由医护人员直接造成。为提醒医护人员洗手所做的许多努力都十分有力且持续不断，结果却好坏参半；一些努力相当富有成效，而一些却不尽如人意。联合委员会（非营利性医院认证机构）花费26年的时间审视了96项有关洗手依从性的研究，发现医护人员平均只有36%的时间会遵守洗手准则[30]。进入患者病房前应该洗手，除此之外，医院也应该直接在正门处设置洗手间（通常配有免洗洗手液）以防止细菌滋生。即使贴有各种公众洗手、消毒的标识，但观察表明，98%的人仍会直接绕过手部卫生设施而不洗手[31]。

罗伯特博士回忆了去医院看望一位刚刚做完腹部手术的亲戚的经历。尽管没有受到感染，而且伤口也在慢慢愈合，但其术后切口的恢复速度要比预期慢得多，因为切口处并没有被完全缝合。照顾患者的一位护士称："最好的办法就是尽快出院，让家庭护士对伤口进行无菌处理。"这一建议肯定基于经验，而且是一种相当违反常理的认识，即对于这位亲戚的健康来说，医院里的危险比医院外的要大得多。

坦白地说，没有比洗手或进行手部消毒更简单的事情了，那为何手部卫生如此难以实现呢？美国联邦航空管理局和飞行安全基金会耗费了大量精力去研究为什么员工会在知道规则的情况下故意违反规则。高可靠性组织将这种现象称为"程序性故意不依从"，而且这一话题在安全专业人士中十分热门。一提到洗手，许多医院在促进养成良好卫生习惯这一目标上摇摆不定，因为人们没能理解，这并不是一场提高医护人员意识的营销活动，而是有关程序性故意不依从的问题。受过高等教育的医护人员完全了解手部卫生十分重要，而且他们也知道接触患者前后都应该洗手并养成良好的习惯。所以，如果他们没有做到，那就是故意为之。这并不是接受教育、获取信息的问题。

医护人员故意忽视程序或规则的背后存在三种核心因素

诱因：不依从行为的回报	医护人员不遵守正确的洗手程序，可能是因为他们还要查看其他重要病例，需要缩减时间。这是一个重要的推动因素。换句话说，不依从行为一定会给他们带来某种"回报"。
了解并接受不依从行为导致的风险	医护人员可能认为患者不会受到太大风险——可能因为患者没有伤口、免疫力也比较正常，也可能因为他们觉得自己几分钟前已经洗过手，不会造成潜在污染。通常来说，第二种因素会得到先前经验的证实。或许医护人员曾在相同状况下没有洗手也没有造成任何伤害，因此，他们认为此次风险也不会很高。
同行对不依从行为熟视无睹	如果同行没有对不依从行为提出质疑，那违反规则的医护人员就会在某种程度上觉得同行认可这种行为，从而觉得这种行为合乎情理。

第三种因素是一种非常典型的滑坡谬误。如果同行对某个人的不依从行为无动于衷，就会传递一种强烈信息：一般来说，如果违反规则的人觉得其行为可以被接受，那就可以违反规则。如果一些规则没有那么重要，而又允许打破，那就容易出现一种情况，即打破规则没关系，也就是安全科学家称为"程序性偏移"的一种过程；打破规则会变得更加频繁、更加严重。这叫作"日常程序性故意不依从"，在这种情况下，规则可以打破，而且这种行为不会遭到反对。事实上，航空安全科学家指出，故意不依从行为更易导致"意外"失误，且可能性要比正常情况下高2~3倍。再次将视线转移到医疗失误。

好消息是，阻止人们畅所欲言或报告失误的社会压力同时也能帮助人们控制故意不依从。那些敢于畅所欲言的同行即使是以一种礼貌的间接方式，也会传递一种信息：违反标准或规则的日常行为并不可取。只需要程度很小的同行积极压力，就能改变不依从行为。这意味着患者自身也能做到。

在医院，最简单且最具效果的一种"建议"形式就是，询问医护人员是否已经洗了手。我也完全理解，虽然这听起来比较简单也合情合理，但操作起来并不容易。我自己也有失败的经历——我曾在医生拔除中心静脉导管的时候看到，他们在几秒之内就进行了一系列的动作，从打招呼到把笔记板放下，再到把手放到儿科患者身上。我后悔当时没有指出这一问题。

"避免和建议"是经验法则。就像航空公司的飞行员一样，要意识到这是非技术交互或人际互动，也就是最有可能让你在医院受到健康威胁的社会问题。自己要了解这一知识，进而创造一种开放性沟通和共享态势感知的环境。

让医护人员对自己的行为负责的意识正在缓慢发展，但速度还不够快。马蒂·马卡里是约翰·霍普金斯医院的一名外科医生，是外科手术检查清单的开创者之一，他在《华尔街日报》上撰文指出，有研究表明，60%的纽约人都会审视一家餐厅的表现并作出评价，但很少有人在做心脏手术的时候会这样做[32]。马卡里建议公开医院的表现并对其安全文化进行评级，他还指出两个案例，证明稍微进行改变就能带来巨大变化。有项研究表明，在手术室安装摄像头会使手术过程更加精确仔细，尽管会增加50%的手术时间，但会提高30%的手术"质量分数"[32]。同样，在位于长岛的北海岸大学医院，洗手记录也不尽如人意，依从性不到10%。然而在安装摄像头跟踪医护人员是否洗手之后，洗手的依从性大大增强，超过了90%[33]。

当然，并不是摄像头本身改变了这种行为，而是医护人员会瞬间意识到，故意不依从的计算方式已经发生了改变。如果手部不卫生，那医院的任何感染都可能与之相关，而且同行可能会观看录像并将其曝光，这些都意味着，回报、风险和同行监督会让人们更倾向于遵守规则。

> ### 🗂 "避免和建议"是经验法则
>
> "避免和建议"的计划始于我们每一个人，体现在各种各样的日常选择之中。除了让医院和医护人员对其行为负责，还需要我们对可能导致自己身处医院的行为负责。好好审视一下最终可能会使自己深受医疗失误危害的生活方式。

医院过去与现在的能力存在巨大差距。科学技术不仅是在向前发展，更是在飞跃发展。对于当今时代的医生来说，一个世纪前的许多手术都会让人感到难堪而且无法赞同。如今，尽管受伤害的比例在不断下降，但使患者感受安全的整体能力仍受到一些社会问题和文化问题的妨碍，而这些问题几千年来都影响着人们的行为。因此，人们就会顺理成章地从技术层面出发，寻求填补各种细微心理漏洞的方法。

让人们有能力制造神奇宇宙飞船、创造手术奇迹以及编辑DNA的聪明才智也与妨碍人们进行这些活动的人性相互交织。答案并不在于韧性，而在于适应——要认识到，科技发展越快，就越有责任建立一个与之匹配的人类行为并发模型。

下一章将会探讨能力差距的另一端。鉴于医疗系统会对人们的健康和寿命产生威胁，人们仍有必要远离其控制。使人类作为一个物种存在数百万年的古老本能却无法适应当今世界，因为之前来之不易的食物等回报现在变得如此触手可及。

┃ 参考文献 ┃

1. Iraq war in figures. BBC. 2011. http: //www.bbc.com/news/world-middle-east-11107739. Retrieved May 4 2016. For core statistics, see Iraq: the Human Cost. MIT Center for International Studies. web.mit.edu/humancostiraq/. Retrieved May 4 2016. Also, Iraq Index. Brookings Institute. http: //www.brookings.edu/about/centers/middle-east-policy/ iraq-index. Retrieved May 4, 2016. Iraq Coalition Military Fatalities by Year. casualties.org icasualties.org. Retrieved May 4 2016.

2.　James JT. A new, evidence-based estimate of patient harms associated with hospital care. J Patient Saf. 2013; 9 (3): 122–8.

3.　The Cost of Sequencing a Human Genome. National Human Genome Research Institute.

4.　Vivek Wadhwa, 2015. Why there's an urgent need for a moratorium on gene editing. The Washington Post.

5.　Merriam-Webster, Online Medical Dictionary, 2016.

6.　The tragic details of Alex James' story are paraphrased from the testimony provided by John James on the website: Patient Safety Movement. http: //patientsafetymovement.org/ patient-story/alex-james/.

7.　For more on Brian Sinclair's tragic story, see Chris Puxley, Woman tells inquest she tried to get nurses to check on man in Winnipeg ER, Maclean's Magazine, and Manitoba looks at overhauling ER layouts after death of man during 34-hour wait, Metro News Online.

8.　Landrigan CP, et al. Temporal trends in rates of patient harm resulting from medical care. N Engl J Med. 2010; 363: 2125–34.

9.　Gagnon L. Medical error affects nearly 25% of Canadians. J Can Med Assoc. 2004; 20 (171): 2.

10.　Patient Safety Data and Statistics. 2016. World Health Organization Regional Office for Europe. Copenhagen. URL: http: //www.euro.who.int/en/health-topics/Health-systems/ patient-safety/data-and-statistics. Retrieved May 5 2016.

11.　Baker RG, et al. The Canadian Adverse Events Study: the incidence of adverse events among hospital patients in Canada. J Can Med Assoc. 2004; 25 (170): 11.

12.　The 10 leading causes of death, 2011. 2015. Statistics Canada. Modified Nov. 27, 2015. Retrieved May 5 2016.

13.　POLLARA Research, Health Care in Canada Survey, 2006, [online], cited June 11, 2007, from http: //www.mediresource.com/e/pages/hcc_survey/pdf/2006_hcic_ppt.pdf.

14.　Andel C, Davidow SL, Hollander M, Moreno DA. The economics of health care quality and medical errors. J Health Care Fin. 2012; 39 (1): 39–50.

15.　Those magnificent men in their flying machines: or, how I flew from London to Paris in 25 hours 11 minutes was a 1965 British comedy.

16.　Asch SE. Studies of independence and conformity: a minority of one against unanimous majority. Psychol Monogr. 1956; 70 (9): 1–70.

17.　Report of the presidential commission on the space shuttle challenger accident, June 6th 1986, Washington DC. http: //history.nasa.gov/rogersrep/genindex.htm.

18.　For an excellent read on the value of medical checklists. Gawande A. The checklist manifesto: how to get things right. New York: Picador; 2010.

19.　Sherman, R.O. 2012. Creating psychological safety in our workplaces. Emerging RN Leader. http://www.emergingrnleader.com/emergingnurseleader-8/.

20.　Reason J. Human error: models and management. BMJ. 2000; 320 (7237): 768–70.

21.　Heinrich, H.W. 1931. Industrial accident prevention: a scientific approach.

22.　McKinnon RC. Safety management: near miss identification, recognition, and investigation. Boca Raton: Taylor & Francis Group; 2012.

23.　ConocoPhillips.

24. Bridges WG. Gains from getting near misses reported: Process Improvement Institute Inc; 2012.

25. Medscape 2012 Survey Results.

26. Gallagher TH, et al. Talking with patients about other clinicians' errors. N Engl J Med.2013; 31 (369): 18.

27. For a good synopsis of this study and other lifestyle factors, see Chapter by Phelps, Charles E. "We Have Met Our Enemies and They Are Us", In Meyer, D. 2016. Economics of Health, W.E. Upjohn Institute for Employment Research, Kalamazoo.

28. Central Line Infections (CLI), Canadian Patient Safety Institute 2016. https: //www. patientsafetyinstitute.ca/en/Topic/Pages/Central-Line-Infections- (CLI). aspx.

29. Hand washing: a simple step to prevent hospital infections. CDC Foundation.

30. Measuring hand hygiene adherence, the joint commission.

31. Vaidotas M, et al. Measuring hand hygiene compliance rates in hospital entrances. Am J Infect Control. 2015; 43 (7): 694–6.

32. How to stop hospitals from killing us in The Wall Street Journal. 2012.

33. Op cit. Also see Monitoring hand hygiene, Press Room, Northwell Health.

第二章

为什么人们会渴望不利于健康的东西

路易斯博士在数百名观众的注视下走上讲台，但场内灯光十分耀眼，他一时还看不清观众的脸。他指着位于讲台中央大约两层楼高处的一块幕布，上面投射着一个非洲狩猎采集者的图片，他的体形清瘦但肌肉发达，足以让任何优秀的三项全能运动员自惭形秽，觉得自己的身体就像饼干一样孱弱。"这是人类应该发展成的模样，"路易斯博士解释道。"但这是人类实际的模样，"他又切换到另外一张图片，展示了一个赤裸着上身、无精打采躺在沙发上的男人——异常肥胖的肚子撑在腰间，像面团一样又大又圆，手里还拿着电视遥控器。这两张图片一前一后，极具喜剧效果，总会引来阵阵大笑，然后就是一阵奇怪的"呃、呃"声。人类的公共健康目前处于紧急状况。

人类的寿命

过去的几千年里，人类寿命一直在缓慢稳定地增长。除了受到一些突如其来的瘟疫和战争的影响，地球上每一代人的寿命都比上一代人要长。但现在，情况有所不同。令人相当震惊的是，有新研究表明，一部分人正开始出现一种逆向发展趋势。尽管全球其他富裕国家的人口寿命仍在持续稳步增长，这种寿命倒退现象目前只在美国比较明显。

人类的寿命——包括肉眼可见的健康状况，可以最明显、最充分地证明，人类高度进化的生理功能正变得越来越不适应当今世界，先前来之不易的糖、脂肪和盐现在大量存在、随处可见。一有机会就想消耗高热量食物的这种原始冲动现在仍然影响着人们的行为。人类快速变化的生态系统和缓慢进化的生理功能之间存在巨大差距，而且这种差距正变得愈发明显。

从人口统计指标来看，教育水平往往是美国人口寿命最重要的决定因素。美国有研究表明，在受教育水平较低的白种人中，平均预期寿命仅用一代人的时间就下降了4年。受影响最大的是受教育程度较低的白人女性，她们的预期寿命在20年里下降了5年。平均来看，受过大学教育的女性比没有受过教育的女性要多活10年，受过大学教育的男性比没有受过教育的男性要多活13年。在人口学家看来，这种现象简直就像灾难。

科学家已经连续观察了30多代人的寿命情况，发现人类的寿命每年在持续增加，虽然速度极其缓慢，可能每隔多年才会增加3个月。而人类寿命仅用一代人的时间就下降了5年，这种现象足以敲响警钟。

人们曾经预测，发达国家的人均预期寿命很快就会达到100岁，但目前这种趋势与之相反。联合国曾估算，2300年的平均预期寿命为100岁。科学家们的态度甚至更加乐观，认为在未来的50~60年里，新生儿的平均预期寿命将达到100岁。这些有关寿命延长的预测其实并不难理解。现代医学（包括诊断和治疗方面的技术突破）无疑是追求长寿的完美手段。生长激素（hGH）及其他抗衰老技术的发展肯定会使人们在未来更加健康长寿，但如果从统计的有效性来看，这些突破还需要广泛应用。

令人不安和困惑的是，在美国这样一个人才济济的国家，寿命如此意想不到地下降。奥卡姆剃刀原理认为，最简单的答案通常是正确答案。因此容易推测，受教育程度较低的人无法找到一些令人满意的工作，从而无法承担得起团体健康和牙科健康计划、无法获得购买健身房会员和山地自行车的可观收入，以及无法享用新鲜的有机天然食品。这可能是最简单的一种解释，而且也不是没有依据。

然而，另外一种解释与行为有关。众所周知，研究寿命应该是一个相当枯燥的职业。尽管平均寿命的变化十分缓慢，每年要么不发生任何变化，要么变化微乎其微，但情况是，目前所看到的寿命下降幅度太大，不能将其归因于缺乏高薪工作。

对于人口统计学家来说，寿命的急剧下降就好比一颗巨大的小行星撞到了人类公共健康这颗星球上——意味着巨大破坏。

在比较弱势的白人女性身上，可以看到两种最为显著的行为变化，即处方药和吸烟都明显增加。在药品增长最快的国家中，巴西、美国、英国、德国、加拿大、意大利、法国、西班牙和日本等国遥遥领先。目前，美国近三分之一的人口或者说一亿人口都患有慢性疼痛。治疗方案通常包括阿片类药物，这是包括氢可酮（例如维柯丁）和羟考酮（例如对乙酰氨基酚）等药物的处方药，而且从1991年的7600万张处方飙升至2013年的2.07亿张。美国消耗了近100%的全球维柯丁供应量。阿片类药物不仅可以缓解疼痛，它们还会让使用者感到身心舒适——但要付出代价。阿片类药物会激活大脑中"寻求奖励"的部位，而对海洛因和吗啡产生反应的也正是这一部位，不过就像许多成瘾物质一样，预期效果久而久之会逐渐减弱，这意味着需要更多药物才能达到同样的效果。在某些情况下，使用阿片类药物的人会停止服用，但之后又会重新开始，还会出现耐药性，导致大脑需要更高剂量的药物。

除此之外，阿片类药物还会让人产生一种快感，导致使用者沉醉其中。但是按照生产说明，羟考酮等药物会缓慢进入人体，不会立即使人产生预期的快感。将这类药物碾碎，用鼻子吸食或者进行注射都能增加其产生的快感，但同时也会大大增加过量服用的风险。这就导致许多身体健康、本不需要阿片类药物的人也会大量使用这类药物。2012年，超过5%的美国人口（不小于12岁）都会出于非医疗目的使用阿片类药物。

2010年，阿片类止痛药导致的死亡人数占所有处方药导致死亡人数的82%。惠特妮·休斯顿、希斯·莱杰、菲利普·塞默·霍夫曼、迈克尔·杰克逊和普林斯在某种程度上都是因为医生所开的药物而丧命，且据统计，死于药物过量的美国人要比死于车祸的人多[1]，而惠特妮等人只是其中的一小部分。尽管美国进行了所谓的毒品战争，但目前在美国，过量使用阿片类药物平均每天会导致78人死亡，而处方药导致的死亡人数已经超过了可卡因和海洛因导致的死亡人数。对于孕妇来说，滥用阿片类药物会导致新生儿戒断综合征，即新生儿会对这种药物上瘾，并在出生后出现戒断反应，而且这种综合征已经增加了约300%。即使存在这些风险，14%的美国孕妇还是会在怀孕期间服用阿片类药物。现如今，50~69岁的美国人是阿片类药物成瘾增长最快的人群。

曾因研究寿命下降而共获诺贝尔经济学奖的夫妻搭档——凯斯和迪顿认为，美国经济前景惨淡，且阿片类药物使用不断增加，极大地导致了寿命下降这一问题，而受教育程度较低的西班牙裔白人女性受到的冲击最为严重。

人们很难不去同情那些每天无法消费得起健康食物的人、那些无法去健身房锻炼或买不起家庭单车的人，以及那些工作时间很长但薪资低的人——即便是有空闲时间，他们也几乎不会进行日常锻炼。毫无疑问，对于许多人来说，这就是一种常态。社会上有很多这样的人，人们还需要更加努力地帮助他们。受教育程度较低的人暴露的问题只是重大问题出现的先兆。对于正在影响社会各界的突发公共卫生事件来说，这些人的问题是最明显、最具代表性的。不论是消耗过多糖和盐的打卡人员，或是午餐稍微多喝了点葡萄酒的夫人小姐，又或是奔波了一天后的公司高管，他们都会觉得外表光鲜、浸着酱汁的牛排比菠菜沙拉和跑步机更加诱人，这些人毫不知情地卷入了这场公共健康危机。

就像众所周知的礁石上的塞壬一样，人类寻求奖励的大脑会被吸引到离死亡越来越近的危险境地，然而只是为了享受甜美的歌声。事实上，人们并不是非得外出冒险，从而碰到那些礁石。在一天又一天的日常生活中，人们其实已经可以轻易获得糖、盐和脂肪。

大脑的本能

古代哲学家探讨生命的意义时，争论的焦点往往是人们（不包括奴隶）有多少时间用于自身享乐和寻求回报。在人类所有巧妙的发明以及所有不可思议的自然现象中，人脑仍是已知最复杂和最精妙绝伦的一种构造。人脑有1000亿个神经元，而每个神经元有1000~10000个突触，这些突触能够根据人类的学习和经历形成新的通路。其中有许多通路都以一种寻求回报的方式发挥作用，这一事实足以让古代哲学家喜笑颜开，并为他们的说法正名。

人类的行为在很大程度上会受这些大脑本能的驱使。除了生理上的性冲动，人类最常见的一种渴望就是饥饿感导致的进食欲望。事实上，有趣的是，所有人都认为这种需要理所当然。如果你是即将被派往地球要假装成人类的外星人，那么你收到的指令肯定包括：必须记住醒着的时候要每隔几小时就进食一次，以避免食物消化后产生的饥饿感——即身体意识到能量很快就耗尽时，大脑发出的一种不适感。你可能会想：人类每天要花这么多时间来进食，效率可真低啊！但事实确实如此。在日常生活中，特别是出门在外时，整个世界就变成了一个芳香四溢、令人垂涎的大型场所，充满了各种各样的食物选择。在这样的世界中，人们必须自己做出决定——吃什么东西、什么时候吃东西、多长时间吃一次东西。而这些决定会对健康、表现和日后行为产生影响。

讽刺的是，大脑尽管可以出色地调节人体中极其微小却又异常重要的维系生命的细节，却无法使人做出明智的食物选择。就像人们肩膀上有争吵着的天使、魔鬼的经典形象一样，人们选择健康食物的思维方式与其对糖、脂肪和盐的强烈欲望背道而驰。年轻一代甚至可能将饥饿感视为一种深谙世故的神经"友敌"。

日常生活中，人们做出某种行为的时候，大脑就会奖励这一选择。或者更准确地说，大脑会得到奖励，使人们感受其中的益处。神经科学家认为多巴胺这种神经递质起了重要作用，人们进行能够获得奖励的行为时，大脑就会分泌多巴胺。吃巧克力的时候，大脑就会在中脑腹侧被盖区（VTA）激活多巴胺神经递质。多巴胺会沿着中脑边缘通路大量分泌，如果将大脑比作一座城市，这种情况会把人们带到"古城区"。在大脑这块古老的区域，人们会发现大量多巴胺暂时满足了一些基本且十分重要的欲望。多巴胺的另外一条路径是向上到达具有执行功能的前脑，也就是人们对如何最大程度上获得预期奖励做出判断和决定的大脑区域。沿着这些通路，多巴胺就像赛跑选手一样，与大脑中负责记忆、情感和认知的其他重要器官相互配合。大脑很快就会知道这种奖励是何种感觉、源自何处，还会了解人们应该遵循何种行为模式才能获得更多相同的奖励。

事实上，多巴胺的作用过程要更加复杂，远不止刺激-奖励这么简单。一些神经科学家认为多巴胺是一种提示性神经递质，会预测奖励可能出现的时间，而不是直接给予奖励。人们看到奖励的片刻多巴胺就会开始作用，而人们一旦开始进行或者将要进行奖励性活动，多巴胺便会涌入大脑。有关轮盘玩家的一项研究显示，不论玩家是赢还是差点就赢，大脑的奖励回路都会在多巴胺的作用下以同样的方式被激活。这就是为什么要将多巴胺视为激发动机和欲望、以获得预期奖励的神经递质。

人们渴望爱情时，是多巴胺在发挥作用；人们想吃松软的黄油牛角面包时，同样是多巴胺在发挥作用。多巴胺的作用非常强大。科学家詹姆斯·奥尔兹和彼得·米尔纳将电极植入小白鼠的脑袋后，发现它们的行为异乎寻常，从而无意间发现了它们大脑的"快感中枢"。他们让小白鼠按压杠杆来短暂激活大脑快感，从而进行自我奖励，结果即使没有不顾一切地寻求快乐，这些小白鼠也很快变得十分疯狂。小白鼠能够以高达7000次/小时的速度按压杠杆，而且会放弃食物、水和性等其他一切需求，一直按到精疲力竭。母鼠也将哺育幼鼠的任务抛在脑后，一心只想着自我刺激。如果实验人员没有进行干预，这些小白鼠还会穿过通着电的电线，到达杠杆所处的位置，而且在某些情况下，它们还会连续按压24小时，直到饿死或者脱水。

科学家随后很快就提出一个问题：如果也能如此轻易地激活人脑中的奖励回路，那是否能使人们渴望通常不会渴望的东西呢？如果将电极插入大脑这种行为实验听起来并不精细且缺乏伦理，那对于20世纪最具争议的一项人类实验，情况更是如此。这项实验的负责人是精神病学家罗伯特·希斯，实验对象是一名已经公开性取向的同性恋男性（代号B-19），且因不断发作的抑郁症和自杀倾向而住院治疗。治疗方案包括在患者大脑植入电极，希斯以此观察到被激活的快感、动机、放松、兴奋和性欲等。为了再现小白鼠实验，希斯让B-19通过按压杠杆来自我刺激快感中枢。B-19很快就迷上了这一行为，连续进行了几次测试（一次持续3小时），而且每次要按压1500下。测试结束以后，B-19尝试摆脱研究助理，并要求按压最后一次。

从缺乏伦理到极其缺乏伦理，希斯决定尝试一下是否可以通过某些手段使B-19这名公开性取向的同性恋男性想要与异性发生关系。实验证明，通过使用电极刺激B-19的奖励中枢等手段，可以使B-19想要与异性发生关系。希斯还欣喜地指出，所有实验结束以后，B-19还和一名已婚女性保持了几个月的恋人关系。在希斯看来，这一重大的行为变化体现了激活奖励回路与能够激活奖励回路的任何刺激之间的关系。就像轮盘玩家一样，一些吸毒成瘾的人曾表示，他们即使没有受到控制，也会被一种寻求奖励的欲望所影响，而且这种欲望异常强烈，不过偶尔吸食一次毒品实际上并不能让他们感到舒适或者满足。这次实验不管结果如何，毫无疑问的是，即使其意图和实施不是完全不可原谅，也极其缺乏伦理道德。

过多的盐、糖和脂肪摄入

与奖励有关的东西确实非常重要。如果确实是环境因素或者外部驱动力加速了人们的奖励回路，而不是活动本身，那么人们或许就有机会改变一些与不良饮食习惯有关的有害行为，而正是这些不良饮食习惯导致人们摄入过多的盐、糖和脂肪。

路易斯博士展示的那个精壮的狩猎采集者肯定也像我们一样渴望糖、盐和脂肪。不过当时人们不太可能每隔几小时就进食一次，所以这种奖励尽管十分强大且极具指向性，但也不允许这个狩猎采集者每天多次暴饮暴食。

情况更可能是，当时食物匮乏，进餐次数更是少之又少。为了适应这种没有规律甚至缺乏营养的饮食，人体才逐渐将糖转化成果糖，再储存为脂肪。尽管人类祖先的体内只储存了少量脂肪，但他们还是要在很少进餐的情况下学会如何生存。但问题是，他们实际上并不吃味道过甜的食物。只吃一些蔬菜和水果（尽管不大可能）就意味着，即使身体能够有效转化并储存脂肪，但也几乎没有任何机会。到了今天，人类的身体并没有发生改变，仍然具有将糖存为脂肪的能力，而糖在当今社会十分丰富、唾手可得。实事求是地看，如果人类祖先一次只吃一根含有糖分的胡萝卜，那人类现在就得需要一桶胡萝卜才能获得一块巧克力棒中那么多含量的糖分，而巧克力被许多人当作午餐甜点或休闲零食。

人们摄入体内过量且没有必要的糖量十分惊人，而且大多属于液态。一份新鲜草莓含有1.5块方糖的糖量，而一瓶标准可乐却含有16块方糖的糖量。街角商店里一杯冰沙饮料含有22块方糖的糖量，一杯巧克力奶昔含有多达27块方糖的糖量。为什么人们看到有人把一块又一块的方糖放进咖啡里时会感到诧异，而看到有人拿着一瓶含有可以塞满双手的方糖的可乐时却感到无动于衷呢？

不论是碳酸饮料、巧克力奶昔还是冰沙饮料，这些都是不利于健康的饮料。那如果每天喝果汁呢？英国有研究显示，市场上直接面向儿童的饮料中，几乎有一半产品的含糖量都相当于儿童每天所需的最大量。

当今时代，食物和饮料中的添加糖实际上正在对人们的健康造成损害。美国三分之二的成年人和三分之一的儿童都超重。更糟糕的是，如果按照身体质量指数[1]进行分类，美国几乎三分之一的成年人口都属于过度肥胖。研究人员经过慎重考虑，只指出造成肥胖人口激增的一个原因，但日常摄入的添加糖似乎才是最主要的原因，而且饮料是其最主要的载体。事实上，世界卫生组织已经将添加糖或游离糖[2]列为其管控名单之首——因为它们是导致肥胖的罪魁祸首。大多数食物都或多或少含有一些糖，但对于水果来说，摄入糖的同时也摄入了大量纤维和其他成分，而且水果外表"结实"，可以减缓对糖的吸收，以便人体更好地消化它。研究表明，在美国，含糖饮料提供的热量是每日所需的近10%。那么，是什么原因让这10%如此不利于健康呢？研究人员指出的一个问题就是，这些饮料的饱腹感很低。大多数人不会用饮料来充饥。即使喝饮料会摄入大量热量，但人们并不会有饱腹感。事实证明，摄入过多糖实际上会影响大脑的某个部位，而正是这一部位会让人们知道已经吃了足够多的食物。摄入添加糖后，人们仍然会感到饥饿，更糟糕的是，大脑还会告诉人们需要再多吃点，导致比不喝含糖饮料的情况下摄入更多食物。除此之外，人们的饭量也会变大。20世纪50年代，一瓶苏打水大约6.5盎司（1盎司≈28.3495克），但在当今社会，看到孩子拿着一大瓶大约20盎司的饮料一点也不奇怪，而这些饮料虽然富含热量，但对人们抵抗饥饿几乎没有作用，甚至还会产生不利影响。

🩺 关于 2 型糖尿病

饮食中的任何糖都必须经过消化系统的处理，然后消化系统将葡萄糖输送到肝脏。肝脏需要尽其所能应对大量糖分——通过分泌大量胰岛素来与之对抗。结果就是，人体内过多的葡萄糖转化成脂肪。如果胰岛素分泌过多或者过于频繁，人体对胰岛素的反应就有可能出现问题，甚至无法对其做出反应，而这种情况有时会表现

1　身体质量指数（BMI），简称体质指数，是国际上常用的衡量人体胖瘦程度以及是否健康的一个标准。

2　游离糖，按照世界卫生组织的定义，是指厂商、厨师或消费者添加到食品中的单糖和双糖，加上蜂蜜、糖浆和果汁中天然存在的糖。

为2型糖尿病。人们已经十分熟悉肥胖和2型糖尿病之间的联系，不过研究人员仍在探索这种联系背后的具体原因。有人认为这与肝脏脂肪应对大量糖分时产生的炎症反应有关，而有人却认为这与脂肪在人体堆积的位置有关，而腹部深处的脂肪是主要原因。

有趣的是，不久之前，人们还普遍认为2型糖尿病是一种"成年型糖尿病"。但是这种看法仅用一代人的时间就过时了。今天，《糖尿病护理》杂志将儿童糖尿病列为一种"新兴流行病"。《世界儿科杂志》表示，2010年有3500万儿童肥胖或者超重，而且估计这一数据到了2020年会翻一番。一提到糖尿病，儿科专家就十分担心，因为他们认为儿童期肥胖与糖尿病发病之间存在联系。尽管成年型糖尿病的发病过程十分缓慢——通常大约需要十年，但儿童期肥胖会加快发病速度，使之提前大约两年半。儿童和成年人之间还存在一个独特且令人担忧的区别，即传统糖尿病干预手段似乎对儿童不起作用，导致一些儿科医生认为儿童2型糖尿病是一种"只要患上就无法治愈"的单向型疾病。

人们认为2型糖尿病是一种富贵病，这种观点可以理解。通常认为有钱人的闲暇时光就是宅在家里、吃着夹心软糖，但是这种刻板印象已经不复存在。在全球范围内，弱势群体和贫困人口也变得越来越久坐不动，因为他们越来越不需要寻找一天的食物，也不那么需要长途跋涉或者砍柴烧炉，相反，他们越来越有机会获得现成且买得起的高热量食物。国际糖尿病联合会表示，75%的糖尿病患者都生活在中低收入国家，而且在南美洲、中美洲、非洲和东南亚，糖尿病患者预计在未来的25年内几乎会翻一番。此外，令人惊讶的是，12%的全球卫生支出都用来治疗糖尿病。

预防是关键，说起来容易做起来难！首先，有个相当出乎意料的争论：有人认为，如果政府或个人投资疾病预防项目，则会延长人们的寿命，最终导致医疗系统因人类寿命变长而投入更多资金；而有人却认为，预防的好处没有任何争议——理论上讲，不患糖尿病对社会的负担最小。事实上，这场辩论只会让那些争论这一问题应该单纯从财政经济学角度还是从社会价值角度进行分析的学者们大开眼界。此外，还有一种观点也有理有据，即调整生活方式和行为几乎不存在任何成本。学者们会继续这场辩论。

> 需要理解的一个更为重要的观念是，预防通常有三种形式：初级预防，首先帮助人们避免患上糖尿病；二级预防，是帮助人们提早发现糖尿病的工具或方法；三级预防，是帮助人们控制糖尿病不良影响的技术或工具。

对于这三种预防形式，人们可以直接掌控的是第一种：初级预防。通过调整自己的行为，可以在几乎或者完全不对自身和社会造成影响的情况下掌控自己的健康和生活。而且如果早亡还不足以激发人们的积极性，还有一个可能会调动人们的原因——大脑健康。

⊕ 减肥——与大脑进行对抗

不管怎样，富含添加糖的饮食会导致肥胖，从而影响大脑健康和精神敏锐度。如果高糖高脂食物是健康的敌人，那么这一敌人可是相当擅长心理战。回想一下路易斯博士展示的采集狩猎者的图片，我们就能理解，人们的饮食和脂肪储存方式要比每天跑了几英里去找东西吃、去找水喝或者去砍柴取暖要更加重要。这也是大脑对含糖饮食的反应方式。

一项针对肥胖女性的有趣研究表明，大脑会在很大程度上使人们陷入自我毁灭的模式。科学家对一组超重女性进行了功能磁共振成像，来观察她们摄入富含冰激凌、糖浆的奶昔后大脑会做出何种反应。正如人们猜测的那样，她们大脑的奖励中枢因喜悦而"闪闪发光"。6个月后，科学家又对这批女性重复了这一实验——对她们再次进行功能磁共振成像，让她们再次摄入同一种奶昔。有趣的是，科学家发现，过去6个月中体重增加的女性会比那些体重没有增加的女性表现出更少的奖励反应。科学家将这种现象称为"功能低下性奖励回路"。从本质上讲，这与成瘾的形成机制一模一样——久而久之，人们会对刺激物变得越来越不敏感，因此需要越来越多的刺激物来获得足够奖励。不足为奇的是，许多科学家会将肥胖人士的这种奖励缺失与海洛因及可卡因使用者的奖励缺失进行比较。肥胖引起的大脑奖励功能障碍会导致极为严重的后果，可谓一个下行健康螺旋，也就是说，饮食过量会抑制奖励，进而导致饮食更加过量，从而进一步抑制奖励。难怪减肥这么困难！原来要与大脑进行对抗。

科学家们深入研究了大脑如何诱导人们摄入过多不利于健康的东西，在此过程中，他们还发现了关于超重或肥胖如何使生活更加困难的其他层面。导致人们越吃越多的奖励回路和多巴胺斗争同样也会使人们强迫性进食。暴饮暴食，尤其是不利于长期健康的溜溜球节食，可能是同一奖励回路效果减弱的后果。强迫性就意味着，人们缺乏足够能力来掌控自己的决定和生活、接纳情感挫败以及抑制内心对高糖高脂"安慰性"食物的渴望。

肥胖与认知能力下降

美国近三分之一的成年人、全球五分之一的成年人都被归为肥胖人群，在此背景之下，科学家们已经开始探索这种全球流行病可能造成的负面影响。最有趣的是，有研究认为肥胖与认知功能受损之间存在联系。目前还有几项研究认为中年肥胖可能会导致晚年出现阿尔茨海默病，但更有趣的是，有些研究开始认为肥胖会损害记忆力及空间记忆、执行功能、认知表现，尤其是目的性行为。

一项长达数十年的研究表明，对于测试组而言，身体质量指数（BMI）越高，大脑进行判断、决策和记忆区域的灰质萎缩就会越多。越来越多的研究表明，对于身体质量指数较高的人来说，不仅大脑灰质的容量较小，而且脑体积也较小。因此，一些聪明的读者就会问：哪个是鸡？哪个是蛋？是天生灰质容量较小的人更易肥胖，还是肥胖导致了大脑萎缩？在一项有趣的研究中，研究人员解决了这一问题，并得出了前所未有的结论。这项研究推测，对于超重和肥胖人群来说，选择模式从目标性行为转向了习惯性行为，因此导致腹内侧前额叶皮质变薄。前额叶皮质负责一系列与判断、推理和决策有关的执行功能。换句话说，大脑进行思考的部位，即让人们进行逻辑推理和判断的部位，会随着肥胖逐渐受刺激-反应型行为支配。令人吃惊的是，人们实际上在把自己变成僵尸，从思维复杂变得头脑简单。

在这个高度敏感的世界里，对于肥胖和认知能力下降可能存在联系这种说法，科学家们的态度一直十分谨慎，但相关迹象变得越来越难以忽视。肯特州立大学的科学家进行了一项关于肥胖的有趣研究，他们招募了大约150名平均体重略低于300磅的参与人员。科学家们在进行了认知测试并与现有的国际数据库比较之后发现，这些肥胖受试者在有关学习、记忆的认知测试中得分要低得多，其中有25%的人都属于"认知受损"这一范围。为了进一步证实这些发现，一些受试者自愿进行了减重手术，并在三个月后再次接受测试。而这一次，大多数受试者都因为手术减掉了大约50磅。让人意外的是，大多数人的测试分数都有显著提高。没有进行减重手术的受试者也重新接受了测试，但得分还不如之前，与研究结果一致。为了充分理解为什么会出现这种现象，研究人员对受试者进行了磁共振成像，以观察大脑会随着肥胖、减重如何发生变化。有趣的是，他们发现，这些受试者的大脑白质显示出受损的迹象。

白质就像刀鞘或者一种防护包装，在大脑神经（轴突）传输信息的时候包裹着它们。构成神经保护屏障的髓鞘颜色发白，白质因此得名。白质包裹的轴突负责大脑各区域间的信息传输，尤其是传输速度。正如这些肥胖受试者表现的那样，白质受损会损害学习和记忆能力。研究人员认为，白质退化可能与肥胖导致的炎症有关，因为身体一有炎症，C反应蛋白的含量就会上升。C反应蛋白对人体应对损害的能力至关重要，实际上会启动人体保护性炎症反应。然而，如果炎症反复出现，就像心脏病、癌症或糖尿病患者经常出现的那样，那么C反应蛋白的含量就会持续上升。

如今，家庭医生就可以进行简单的血液CRP（C反应蛋白）测试，来测量人体的C反应蛋白含量，而且测试可以发现许多潜在慢性疾病。尽管身体受伤后出现炎症反应十分正常，但逆转慢性炎症也应该是首要任务。有关抗炎饮食的宣传比比皆是，所有这些饮食通常都有一个共同之处，那就是减少或消除简单碳水（糖）以及膳食饱和脂肪。

⊕ 电解质失衡

另外一种迷惑性物质是盐。就像脂肪和糖一样，盐对生命来说也至关重要。盐的化学名称为氯化钠，可以使人体细胞发挥作用、保持电解质平衡、促进呼吸、维持肌肉功能。

对于人类来说，饮水过多或过少、矿物质摄入过多或过少都会导致电解质失衡。到目前为止，电解质失衡最常见的一种表现就是脱水——原因在于从饮食中摄入的水分太少或体液大量丢失。人体内的水分一旦过少，为了维持血压及生理功能，就会吸出细胞中的水分。这种情况下，调节体液和电解质的肾也会通过减少尿液排出来储存水分，但尿液的颜色会因此变深，而这恰好是自我评估水合程度的好方法。脱水导致的人体电解质失衡最终会损害神经、肌肉和器官。

对于严重脱水的人，血液中的钠离子浓度（即血钠水平）通常很高。这种情况就是高钠血症，会导致头晕、呕吐、腹泻和出汗。当然，脱水并不总是会引发死亡。

人体大约60%都是水，因此体重减轻有时可以有效判断是否脱水。通常人体总含水量下降不会超过体重的1%。最近一些研究表明，多达80%的美国人每天都处于轻度脱水的状态。即使轻度脱水只会使体重下降1%，也会在一定程度上损害认知能力和决策能力。当失水量占体重的2%时，则会影响人的视觉运动跟踪、短期记忆、注意力和算术水平。而当失水量达到4%时，人的反应时间就会延长四分之一。

一个有趣且合乎逻辑的新研究领域探索了脱水在机动车事故中的作用。全球每年有120万人因车祸死亡，5000万人因车祸受伤。英国有研究表明，68%的机动车事故源于人为失误。研究人员着眼于轻度脱水这种情况，使用驾驶模拟器来观察驾驶员在长时间驾驶过程中会出现哪些失误。结果显示，水分充足和轻度脱水的驾驶员在开车时会出现区别十分明显的失误率。事实上，在驾驶员血液酒精浓度为0.08%（美国有许多州都将其划分为危险驾驶）的其他模拟测试中，也表现出相同的失误率。不仅严重脱水可能会导致死亡，开车时的轻微脱水也可能会导致死亡。多数人在工作日都或多或少会处于脱水状态，所以有人可能会问，为什么人们这么晚才开始关注这种日常损伤，且这种损伤有着简单的补救措施。

有关水合作用的一个误解是，咖啡和茶往往会使人脱水。这显然并不正确，因为在北美洲，含有咖啡因的饮料通常含有大量液体，超过了咖啡因相对较小的利尿作用。在美国，近1.5亿人每天都喝咖啡，但与欧洲国家相比相形见绌。即便如此，工作期间出现脱水仍会严重影响整个团队的表现。多达75%的美国人可能长期都处于一种脱水状态。即使只有一半美国人会出现脱水，这也说明有一半美国人可能会出现某种程度的认知障碍，也就是说会影响数量庞大的业务。

用意志力对抗多巴胺驱动的奖励回路

饮食中无情的塞壬会诱导人们登上不健康的礁石，而要想化解对健康的有害影响，关键还在于人们的日常行为。大脑既是人体的坚定守护者，也是引入糖、盐等特洛伊木马的邪恶开门人。除此之外，大脑还隐藏着一个类似氪石[1]的弱点，即多巴胺驱动的奖励回路。克服瞬时奖励并非易事。人类进化大脑是为了生存，它会提供简单且几乎无意识的命令——决定逃离还是隐匿，吃东西还是与人发生关系。控制大脑这一相当原始部位的是前额皮质，而前额皮质是体积较大的前脑（位置靠近前额），让人们可以进行推理、判断、规划和合理决策。事实上，正是这一执行功能将人类和其他动物区分开。前额皮质让人类可以进行规划、设定目标、控制追求即时满足的渴望。大多数人能够理解这一点，因为人们如果看到一个裹满巧克力的甜甜圈或者一袋咸味薯条，但又想忍住不吃，那就需要深入挖掘自己的意志力。

凯利·麦格尼格尔是斯坦福大学的一名教授，她讲授的意志力科学广受欢迎。她认为，可以将意志力拆分为三个部分：左上前额皮质控制的"我要做"；右上前额皮质控制的"我不要"；中部靠下前额皮质控制的"我想要"。三者共同构成意志力，即自制力中枢。

人们想要克服一些纯粹的欲望时，意志力往往会浮现在脑海中。从字面上看，意志力可以解释为"增强自制力"，是人类掌控自身选择和行为的独特能力，这样一来，人们最终就能设定并实现目标。寻求糖和脂肪过度活跃及过度满足的奖励回路似乎创造了一个相当原始的习惯性螺旋，而对于那些努力克服这些与生俱来本能的人来说，情况可能恰恰相反。这一点十分重要——有关克服短期欲求而实现长期目标。

---

1 氪石是超人故事里的虚构物质，与现实世界里的氪元素无关，是超人的家乡——氪星爆炸后的碎片，是超人和绝大多数氪星人的终极弱点。现实世界中，"氪石（Kryptonite）"一词也已经成为一名刀枪不入英雄的弱点的代名词。

🧰 棉花糖实验

20世纪60年代，斯坦福大学教授沃尔特·米歇尔对幼儿园的孩子进行了现在众所周知的棉花糖实验；在实验中，孩子们会得到一块棉花糖（曲奇饼干或椒盐卷饼等），但他们面临着两种选择：立刻吃掉，或延迟满足，15分钟后再获得一块。其实这是有关即时满足和延迟满足的一个选择，目的是获得更大的奖励。实验最初只有28名参与人员，但随着人数不断增加，最终获得了600份实验结果。研究人员发现，几乎三分之一的孩子为了获得更大奖励都选择了延迟满足。最有趣的问题可能是，这种明显的意志力对孩子今后的生活会有什么影响。

研究人员对参与实验的孩子进行了大约30年的追踪调查，结果显示，在实验中自制力表现最为出色的孩子在后续生活中表现更为出色：SAT（美国高中毕业生学术能力水平考试）分数更高、身体更加健康、整体生活满意度也更高。随着科学技术不断向前发展，实验人员后来可以在这些孩子到了中年时对他们进行功能磁共振成像。实验人员抽选了一些当初的实验对象——包括意志力最强的那些人，也包括意志力最差的那些人。磁共振成像的结果显示，对于当初在实验中意志力表现最为出色的那些孩子，中年时期的前额皮质更加活跃；对于当初意志力表现最为差劲的那些孩子，中年时期的腹侧纹状体却更为活跃，而众所周知，腹侧纹状体是大脑中与成瘾有关的一个部位。换句话说，在孩子上幼儿园的时候观察其意志力，似乎可以预测他们在以后的生活中会如何发展，而不仅仅根据智力判断。事实上，意志力作为人们进行规划并坚持到底的一种能力，很有可能是取得成功的最重要因素。

然而，规模庞大的实验总是会在后续引来巨大争议，棉花糖实验引发的问题是：意志力是生来就有，还是易受影响并随时间而不断变化？意志力可以后天习得吗？罗切斯特大学的实验人员进行了一项类似棉花糖实验的实验，旨在观察如果一些孩子质疑实验人员兑现更大（延迟）奖励承诺的可信度，会出现什么情况。在不相信会得到第二块棉花糖的情况下，又有多少孩子会选择立刻吃掉第一块呢？不出意料，与有理由不相信会得到第二块棉花糖的孩子相比，选择相信的孩子表现出的自制力水平是前者的4倍。这一结果似乎印证了一种观点，即自制力不是生来就有的，但大多数人会基于自己对未来获得满足的把握决定是否延迟满足。

有趣的是，这似乎有助于解释一项充满争议的实验，而正是这项实验导致了后来的棉花糖测试。20世纪50年代末，棉花糖实验的创始人沃尔特·米歇尔观察到，特立尼达岛上的印度裔儿童和非洲裔儿童之间存在极其严重的刻板印象，前者认为后者缺乏自制力且鲁莽冒失。因此，米歇尔决定进行一项实验——他给孩子们两种选择：立刻得到一颗价值一美分的糖果，或者等待一周，然后得到一颗价值十美分的糖果。结果显示两类儿童存在明显差异，印度裔儿童更善于延迟满足，以获得更大的奖励。然而，米歇尔深入研究实验结果时，发现意志力的最大决定因素并不是种族，而是信任。他指出，缺少父亲形象在非洲裔儿童中十分普遍，但在印度裔儿童中鲜有发生。就像后来罗切斯特大学进行的实验一样，孩子们是否会表现出意志力和自制力，关键在于他们对自己未来的信任程度、他们是否相信他人的承诺，以及他们决定延迟满足时的谨慎程度。使人们感到不安的任何理由都可能产生一种观念，即要抓住眼前一些微小的好处，以防丢失。

对于经常屈服于欲求、饮食等的人来说，他们知道大脑会开始改变，从基于目标做出决策转变为基于让人获得满足的习惯做出决策。而要想让它变回原来的方向，并不是没有任何挑战。意志力满足的不是长期思维而是短期思维，满足的不是理性思维过程而是感性思维过程。因此重要的是，人们要设定可以带来兴奋感和满足感的短期目标。而这些短期目标则会构成中期目标，最终成为长期目标。

许多人都错误地将长期目标定为奋斗方向，但对于生活、大脑都以习惯性决策为导向的人来说，长期思维可能很难实现。此外，如果没有乐趣，情况就会与情绪反应导致习惯性决策的方式背道而驰。例如，情绪化进食者需要解决进食的核心问题及触发因素，或者需要用其他更健康的活动来代替进食。人们觉得采用"冷火鸡法[1]"戒掉某件事十分困难，这并不是在开玩笑，因为他们需要正面对抗多巴胺寻求奖励的回路。对于极少数幸运的人来说，如果他们能够挺过来，这就说明冷火鸡法可能起了作用；但是对于有些人来说，会出现一种成功、失败重复循环的局面，就像许多人感受过的溜溜球节食一样。一旦进入自控状态，仍然需要集中注意力，甚至还需要耗费精力来操纵意志力。也就是说，进行对抗的各种努力会消耗自身能量。

1　冷火鸡法也称"硬性脱毒"，即不用任何药物和其他治疗，强制患者不吸毒，让戒断症状自行消除。

🩺 饼干 – 萝卜实验

在一项对有些人来说有点美味的实验中，实验对象会被带进一个房间，看到面前放着一个盘子，盘子里是新鲜出炉的饼干，而饼干的香气弥漫整个房间。热饼干旁还放着一碗萝卜。实验人员将实验对象分为两组，要求其中一组品尝饼干，另外一组品尝萝卜。然后，实验人员要求所有实验对象用30分钟完成一张有点复杂的拼图。吃了饼干的人表现得更好。事实上，许多吃了萝卜的人干脆放弃了完成拼图。总而言之，吃了饼干的人坚持拼图的时间几乎是吃了萝卜的人的2倍。这是为什么？

实验人员开始研究这一观点，即意志力不是固定不变的，也不是取之不尽的，人们会耗尽意志力，就像汽车耗尽汽油一样。如果人们长时间进行自律，大脑似乎就会耗尽意志力，人们又会重新追求满足短期情感欲求的东西。罗伊·鲍迈斯特是研究意志力的一个先锋人物，进行了饼干-萝卜实验，并最终得出结论：吃了萝卜的人最终会耗尽意志力，因为他们必须克服想要品尝新鲜出炉饼干的欲求。因此，他们几乎没有剩下任何意志力来完成拼图这一乏味且具挑战性的任务。而吃了饼干的人没有消耗任何意志力，能够操纵意志力在接下来具有挑战性的认知测试中持续更长时间。

这听起来可能有点奇怪，但所有人都有过这种感受。可以举个相当简单的例子：和上司一整天参加某项活动，或者参加会议、结识新同事，又或者在家接待远房亲戚。持续而来的社交活动即使不是什么特别任务，也会使人消耗脑力，需要全神贯注、全身心投入，以展现自己最好的一面。这就是有些人所说的整天都"处于最佳状态"，而这肯定会让人精疲力竭。有些精英人士会强迫自己整天都表现出一种严阵以待的样子，而且如果别人正在评判他们的表现，情况更是如此，但对于他们来说，过度表现带来的痛苦简直难以忍受。

在电影《黑客帝国》中，基努·里维斯饰演的主人公尼奥必须在服用红色药丸和蓝色药丸之间做出选择，其中一种可以让他回到家中，另一种则会让他踏上寻找真相的冒险之旅。人类大脑并不是黑白分明的，也不是红蓝分明的。如果蓝色代表冷静以及比较理性的长期目标导向思维，而红色代表激情以及情绪化的短期思维，那科学实验的结果就是，人们可以学会使用激情面（红色）来促进冷静面（蓝色）。尽管棉花糖实验表明，人群中可能会有"蓝色思考者"和"红色思考者"，但人们现在也了解到，那些轻微放纵自己（做出红色抉择）的人会增强自身进行可持续性蓝色抉择的能力。

人们会在体育运动中看到不可思议的自制力和意志力。有些世界一流的运动员称，他们从未吃过巧克力饼干，从未喝过酒精饮料，他们会严格计算摄入食物的多少，而且睡眠极其规律，甚至可以参照他们的睡眠习惯来设定原子钟[1]。实际上，罗伯特博士认识许多这样的运动员，而且他之前参加国家越野滑雪队的比赛时可能也属于这样的人。自制力不仅是人类独有的特质，还能让人们到达格外突出的境地。就像斯坦福大学凯利·麦格尼格尔教授所说的那样，意志力不仅包括自我约束——"我不要"，还包括"我想要"和"我要做"。事实上，这就是人类的一种本能。

运动员就可以说明这种特质。罗伯特博士回忆了曾经进行训练的时候，他和队友们会拿着滑雪杖一遍一遍地在雪山上跑（往上跑，而不是往下跑），每次间歇时几乎要崩溃，肺部像火烧一样，大口喘着粗气，还会感到窒息想吐，双腿也因为压力而无法控制地颤抖。这些运动员尽管几乎已经没有办法协调步伐，但还是会选择下山继续，一遍又一遍。进行20遍这样的训练十分普遍。而且这只是一次训练，他们每天要进行两次训练，每周进行七天。事实上，对于罗伯特博士来说，每周日将近50千米的慢跑其实是一种享受，因为在此期间，整个训练团队会互相聊天、嬉戏打闹。生活就是在训练、测量、吃饭喝水，身上还绑着一个心率监测器——有时睡觉也不会摘下。

为了在这种近乎难以忍受的纪律中坚持下来，罗伯特博士认识的所有运动员都有一个相同的应对策略。他们会在精神层面进行释放。他经常会看见运动员在不训练的时候穿着朋克服饰，谈论听一些重金属摇滚演唱会，尤其会与喜欢的女孩子打情骂俏，还会进行一次高难度漂流探险，或者干脆穿着内衣、拿着一袋爆米花舒舒服服躺在床上欣赏电影。不论是哪种方式，大多数运动员会挤出一些时间发泄自己——释放被意志力和自制力紧紧束缚的生活中逐渐累积的压力。可能是因为自我

---

1 原子钟，是一种计时装置，精度可以达到每2000万年才误差1秒，最初由物理学家创造出来用于探索宇宙本质。

训练、运动心理学家的指导或者纯粹有效的一些经验，运动员为了达到极高的表现水平，已经可以出色平衡自律和放纵的关系，就好像是二者缺一不可。

运动员还有另外一种特质，即在大多数人选择放弃的时候，他们能够克服困难。受到极端身体压力和精神压力时可以操纵意志力继续前进非比寻常，因为对于大多数人来说，意志力是一种有限的资源，如果经常缺乏补充就会慢慢流失。通过心理素质训练，运动员会形成异常强大的忍耐力，在大脑迫切想要他们放弃的时候与之对抗。只有训练、比赛或其他赛事结束以后，运动员才会进行期待已久的休息。据罗伯特博士回忆，在参加完美国奥运会选拔赛后，他看到运动员们会躺在阳光下，看一些老掉牙的电影或者练习摄影，就像需要一种完全相反的活动，来冷却他们的身体和精神引擎。

和运动员一样，商业领袖也是一群意志力和自制力极强的人。麦格尼格尔教授称，在处理需要长时间发挥意志力的任务时，事业极其成功的商业领袖会表现出运动员般的品质。麦格尼格尔教授还指出，不论是克服时差、睡眠不足还是长时间协商，这些能力都会程度极高地表现在商业领袖身上，而这些都是运动员典型的性格特征。然而，商业领袖也需要休息，以放松他们高度自律的大脑。能在遍布荆棘的商业领域中开出一条路来，那肯定得有应对严酷工作和生活现实的策略。而这些发泄方式并不一定是有害的习惯，例如酗酒、吸毒或夜夜笙歌；它们也可以是一些积极的发泄方式，例如摄影、山地骑行、航海、与爱人浪漫约会、家庭远足或者只是选择一部好电影，坐在沙发上边吃爽口美食边喝葡萄酒。短暂放纵是一种享受，不能涉及对意志力的考验，例如周末逼自己做一些根本不喜欢且需要专注和自制力的事，然后美其名曰放松自己。短暂的放松享乐就像在健身房锻炼时每组动作间的间歇一样，能让人们拥有短暂的休息，然后重新振作，朝着下一个目标继续向前。

® 短暂放纵与自制力的秘诀

行为自控的时候允许自己进行暂时的或一定程度的放纵，从而使自己再次充满意志力。让自己有机会实现短期情绪化欲求，然后就像饼干-萝卜实验显示的那样，最终使自制力更可获得、更可持续。

如果安排得当，一定程度的放纵也有助于规避短期奖励和习惯性决策对大脑的有害影响。只要人们有预谋的奖励机制成为执行功能（包括以目标为导向的决策和判断）的一部分，那就能确保，人们不仅没有屈服于惯常行为，还在以大脑造就人类的方式利用大脑。

┃ 参考文献 ┃

1. Overdose Death Rates. National Institute for Drug Abuse. www.drugabuse.gov. 2020.

第三章

战争、动画及社交媒体时代下的儿童养育

　　伯尔尼坐落在瑞士的中心地带，以其极具魅力的中世纪建筑而负有盛名。伯尔尼老城周围群山连绵不断、郁郁葱葱，山上常有牛群自由自在地吃草，脖子上的铃铛也叮当作响，这里早已被联合国教科文组织列为世界遗产。伯尔尼久负盛名的原因在于：独特的中世纪拱廊、华美的建筑以及规模宏大的喷泉保存良好，并融入了现代都市景观。在伯尔尼众多具有象征性的建筑物中，有一处极其独特——一座高大的雕塑喷泉，其造型为一个正在吞食小孩的食人魔，食人魔巨大洁白的牙齿即将压碎孩子的身体，"食童喷泉"因此得名。在食人魔旁边，还有三个装在袋子里的小孩，他们疯狂地大喊大叫，绝望地等着死亡的到来。这座雕像的确切来源仍未可知，不过存在一些常见的猜测，例如有人认为这座雕像批判了犹太人的种族主义，而有人却认为这是古希腊泰坦克洛诺斯在吞食自己的六个孩子，还有人认为这是瑞士当地一个臭名昭著的"妖怪"，专门在斋戒节之夜吓唬不听话的孩子。尽管在一些人看来，食童魔用死亡威胁孩子是一种幽默，但"伯尔尼食童魔"已经让瑞士儿童害怕了500多年。

瑞士契约童工

　　除了有关这座雕像起源的神秘且奇特的猜测，伯尔尼田园般的城市景观和神秘的食童喷泉形成了鲜明的对比，而这种对比可以让人们想起一段更为真实的瑞士当

代历史：这一篇章极其可怕、极不光彩，当时本应作为最珍贵存在的瑞士儿童受到了许多不可原谅的虐待。

大卫·戈烈特出生在瑞士，如今已经70多岁，但他仍然记得8岁那年被劫走的那个夜晚，也正是那个夜晚永远毁掉了他和母亲及兄弟姐妹们平凡又幸福的生活。那些可怕时光的记忆就像无法破解的魔咒，永远铭刻在他的心里。大卫回忆，当时他们家的住处十分简陋，那天晚上伯尔尼的两名警员来到他家门前。随后，大卫听到这两名警员上楼要进儿童房的时候与母亲起了争执。紧接着争吵变成了打斗，大卫的母亲不顾一切地反抗，将其中一名警员推下了楼梯。最后这两名警员离开了大卫的家，但第二天晚上又再次出现，而且这次还带来了增援警员。大卫记得母亲被警员拦住，自己则被拖出家门，然后惨遭变卖，成为苦力。大卫的几个兄弟姐妹最终也难逃这样的命运。

直到最近，瑞士曾经如此对待儿童的不光彩行为才被公众知晓并受到讨论，给瑞士的形象蒙上了一层阴影，因为人们对瑞士的印象通常为：绚丽的山色、清新的空气、美丽健康且爱好和平的人民，其第二大城市日内瓦还是联合国的办事处，被誉为"联合国跳动的心脏"，所以这里堪称现代欧洲生活标准的典范。然而，从19世纪末到20世纪末的一百多年，瑞士一直在纵容分离婴孩和父母的行为，因为这些父母，尤其是家境贫穷或单身、离异的那些人被社会认为"不配拥有孩子"。而对于这些孩子来说，他们不但没有得到国家的帮助，反而通常以拍卖形式被卖给农场和工厂，最终成为契约佣工。仅在最近几年，大量新闻曝光、受害者控诉以及一些相关纪录片推出，才使瑞士童工的真实面目受到广泛关注。

他们被称为"契约童工"。历史学家马可·洛伊恩贝格尔估计，1850年至1950年间，瑞士政府使5%~10%的儿童被迫离开自己的家、永远与父母分开并被贩卖成苦力，而且令人惊讶的是，这种做法一直持续到近20世纪80年代。在伯尔尼的周边地区，大约有30万新生儿惨遭买卖，而且大多通过公开拍卖进行买卖。买家通常都是农场主，会把买来的孩子当作雇工。也许有人会把孩子们生活的农场与日落、麦田和萤火虫翩翩飞舞的夜晚联系起来，但这样健康温馨的画面并不存在。这些孩子得不到关爱，身体也没有那么健康，需要在艰苦的生存环境和各种虐待中寻求生存。等到这些契约童工长大成人可以诉说自己奴隶般的悲惨遭遇时，人们会发现他们的叙述简直如出一辙。例如，有关挨饿的故事十分常见。而且即使他们能够和买家一起吃饭，这样的机会也少之又少（除非政府视察员来访）。除此之外，他们会在满是粪肥的湿田里劳作很长时间，但衣服又不够保暖。在寒冷的冬天，他们的口袋通常会被缝死，而这样一来，他们只能一直干活才能保持暖和。2岁大的孩子也要帮忙拿取牛奶或擦洗地板，还会遭到大量虐待。孩子们经常遭到毒打，受到极其可怕的心理折磨，一些孩子甚至还会经常受到性侵。

退休记者图里·霍尼格讲过自己作为契约童工的故事。图里当时14岁，住在一个家庭农场的楼梯储物间里。他把自己的生活描述为"干完活儿后睡觉，睡醒后又开始干活儿"。这家人除了叫他干活或是让他受罚，其余时间都对他不予理会。他在这个世界上没有一个朋友。他的故事还包括被毒打、被锁在马厩、被要求一连几天都吃饲料。

当然，对本国儿童犯下此种罪行的不止瑞士一个国家——澳大利亚的土著孩童曾受到过这种待遇；英国曾将大量本国儿童单独送往澳大利亚进行农场劳作；爱尔兰天主教会也曾与1万名"洗衣苦力"签订契约，把年轻姑娘关在教会设立的救济院，而这种做法一直到1996年才画上句号。除此之外，加拿大的寄宿制学校曾迫使15万土著儿童背井离乡，这些学校不仅要求孩子们接受同化教育、虐待他们，还会出现各种疾病，而在这样恶劣的条件下，许多受惊的无辜孩子最终死去，尸体也被当地政府随意埋在地下，不留任何标记。加拿大寄宿学校制度受到广泛谴责，被认为是一种文化灭绝制度。

瑞士有成千上万的儿童被迫成为苦力，有些儿童出生后不久就被人强行从母亲的怀里夺走。1998年，瑞士政府悄无声息地发表了一份声明，官方证实了曾对瑞士吉卜赛人家庭的迫害，其中还叙述了政府批准的一项名为"乡村之路的孩子"的计划。该计划由主张优生的瑞士政府机构——儿童和青少年保护基金会实施，主要任务是将新生儿和儿童从母亲身边带走，同时进行强制绝育以及一些医疗实验。而这一计划直到20世纪70年代才被废除。

被迫与母亲分离，少不更事时就被安置在工厂和劳教所般的地方，还要面临可怕的身体和心理伤害，甚至遭到性侵，这些难以名状的创伤不仅会给这些孩子的童年时光带来持续不断的毒性压力，还很有可能对他们的成年生活造成无法弥补的伤害。相比成年人的大脑，处在发育期的青少年的大脑更易受到应激损伤，这可能是因为这一时期大脑的生长发育非常迅速。

大脑区域的发展

人脑主要由三个区域组成："后脑""中脑"和"前脑"

后脑	后脑作为人脑的基底最先形成，控制着人们最基本的潜意识功能，例如呼吸和血液流动。后脑还与人类最原始、最基础的生存反应有关，例如"战斗或逃跑反应"。后脑通常被称为"爬虫脑"，因为早在人类出现以前，地球上许多生物的大脑已经进化出这一基本区域。
中脑	中脑是发育的第二个区域，主要负责处理来自周围环境的感官信息。
前脑	发育最晚的是前脑或者说前额皮质，大脑这一区域主要帮助人们在日常生活中通过推理、判断、规划和决策来理解世界。前脑是人类智力和非人类生物本能行为之间最显著的一个区别。

大脑的发育过程与人们从婴儿长到成人的过程非常相似，也就是从让人可以目睹并探索世界的最基础功能最终发展到让人可以基于逻辑、推理和远见做出明智的决定。

这种早期结构性发育大多发生在母亲怀孕期间，而人脑的基本构件也在那时得到组装。然而，将这些构件连在一起、使大脑各区域可以相互沟通的神经连接要更晚才会出现。从还未出生到出生后，人脑也在迅速发展，从最原始区域（后脑）一直发育到最先进的高级思维区域（前脑），而前脑这一区域通常只有到了成年才能发育完全。当然，基因在大脑发育的过程中发挥着至关重要的作用，同时还为大脑发育提供蓝图。但是，人脑的发育方式很大程度上也取决于与周围环境的互动以及基本的身体健康状况。

甚至在胎儿时期，人们就在试图理解周围环境。而在这一发展时期，构成后脑（人脑最原始的区域）的大部分结构开始发育成熟。即使大脑发育是从后脑开始，新生儿的小大脑也包含了他们未来所需要的所有神经元。神经元即神经细胞，可以构成大脑及神经系统基本的沟通通路。在新生儿的大脑中，神经元就像将1000亿条光纤电缆全部连在一起构成的一张极其复杂的网，随时待命，等着被激活。

婴儿开始感受新的世界、母亲的气味、母乳的味道、触摸的温暖和舒适以及母亲的声音时，也在开启创造大脑神经通路的旅程。这些通路由突触连接，而突触像一座座微型桥梁，使电脉冲以闪电般的速度在神经元之间传递。对于刚发育的大脑，尤其是在婴儿出生后的前3年，这些突触连接会快速增长至数十亿个——而且在大脑发育的高峰期，还能实现每秒增加1000个新的突触连接。

婴幼儿学习并理解周围世界的时候，经常重复的经历会使神经通路得到增强，就像人们经常走的老路，而那些偶尔出现的经历会被一些叫作小胶质细胞的免疫细胞大军"删减"掉。这在大脑发育的初始阶段十分正常且至关重要，通常还是一种生物清理过程，可以避免一些未使用的神经枝杈形成复杂而拥挤的神经网格。因此这种删减绝对必不可少。事实上，最近有研究表明，删减能力不足与自闭症（孤独症）、精神分裂症和强迫症有关。如果儿童可以生活在安全舒适且具有刺激性的环境之中，大脑就会迅速发育，增加神经通路和突触通路，从最基础的后脑的发育到中脑和前脑的发育。

这就是大脑架构形成的方式，而最常见的一种方式是通过一个叫作"提供与回应"的过程来完成。婴幼儿与父母或他人互动时，他们不仅会模仿父母，还会根据对健康人际互动的了解发展神经网络。一个过于简单和生硬的类比可能就是机器人——只有一些固有的（基因的）属性或指令，没有关于周围陌生世界的任何信息。机器人的任务就是将各种线索拼凑起来，以连通自己的大脑，而且实际上还会通过对健康人际互动的了解开发出一整套运行系统，这一过程就叫作"提供与回应"。简单的运行规则与生俱来，为实现更加复杂的规则和理解奠定基础。

🩺 遭受虐待对儿童大脑发育的影响

然而，如果儿童在很小的时候就经受了长期严重的毒性压力，他们原始的战斗或逃跑应激反应系统就会"倍感压力"，从而会在一定程度上抑制朝着大脑高级功能的自然发展。契约童工肯定会感受这种毒性压力。不论是受到惊吓等短期压力，还是处理因车祸而受伤的家人等中期压力，又或是遭受虐待等长期慢性压力，人体反应在很大程度上都出奇相似。

身体通过视觉、听觉等感官感受压力时，位于原始后脑的杏仁核会将其当成一种威胁，并"出于直觉"释放出一种警告，以拯救人的生命。就像猫会因为突如其来的声音而吓得跳起来一样，大脑原始内核也会使人下意识地避开危险。杏仁核掌控着这种即时动作，并发出信号，随即在人体快速引起一系列激素反应。这种情况下，肾上腺会立即分泌并释放肾上腺素和皮质醇，而皮质醇会在一定程度上使人体更好地应对损伤。这两种激素就像两位将军，指挥着身体的各种防御系统立即进入战斗状态。心脏和肺部会使防御更加活跃，心率和血压随之升高，使人体做好强烈行为的准备；微小气道和毛细血管扩张，呼吸加快；血流从消化等不重要的活动转向主要肌群；瞳孔放大，视野缩小；一旦受伤，血液加速凝固，以达到止血效果；糖作为肌肉燃料被充分利用、释放；所有肌肉都会收紧。这一切变化都发生在眨眼之间——事实上，所有变化都会在人眼及其他意识察觉之前就发生。

尽管压力反应对于生存至关重要，但反应过度则会造成伤害。瑞士的契约童工和加拿大寄宿学校的孩子都属于受虐儿童，他们会长年累月生活在巨大的压力之中。一旦有了压力，肾上腺素和去甲肾上腺素（儿茶酚胺）就会提高儿童战斗或逃跑反应的唤醒水平。在这种状态下，所有非必要的感官信息都会遭到抛弃，儿童就会高度警觉大脑所认为即将发生的生存威胁。而长时间出现这种状态，大脑就会一直反应过度，导致儿童更易受到惊吓和焦躁不安，调节情绪的能力也会变差。如果压力反应长期都处于增加状态，最终就会导致血管受损、血压升高、肌肉萎缩、体脂增加，同时还会使人选择不良生活方式以及睡眠不足，而这些后果本身又会导致许多其他问题。研究表明，即使这些儿童脱离了原先的高压环境，他们通常也会形成一种新的压力基线，而这一基线比没有受过创伤压力的儿童要高得多。从生理角度来看，曾经受过虐待或被忽视的儿童通常生活在一种持续恐惧和高度警惕的状态中，总是在提防各种威胁。

改变大脑结构和大脑神经通路的能力称为可塑性，而对于婴幼儿的大脑来说，可塑性很容易发生，这意味着一些可怕的经历可以极其容易地改变大脑发育及其运转方式。事实上，在婴幼儿大脑发育的某些阶段，特定神经通路会逐渐形成，而如果在某些敏感阶段受到毒性压力，就会产生近乎永久的负面影响。以理解儿童大脑发展为主的哈佛大学儿童发展中心指出，就像婴幼儿的大脑结构通常会因生活经历而得到积极改变，其大脑的结构性发育也会受到阻碍。

即使孩子生来就有如何构建大脑结构的基因蓝图，但在大脑发育的高度敏感期如果遭受虐待、忽视或其他伤害，就会切实改变这一蓝图。可以想象一下，相比房屋完全建成以后，在施工前或施工的某一阶段要求建筑师或房屋施工人员对房屋做出调整要更加容易。正如哈佛医学院的查尔斯·纳尔逊博士所说的那样，成年人要想对大脑做出改变，就像试图推开一扇重达1000磅的大门一样困难；而儿童要想对大脑做出改变，就像用手一推就能把门打开一样简单。这意味着，出生后最初几年发生的事情很有可能会为大脑结构奠定基础。除此之外，对大脑皮质和海马体神经元的诊断图像显示，对于受到毒性压力的人，大脑负责高级推理、记忆和理性思考的区域会形成极少的神经枝杈和神经连接。

具有更原始作用的杏仁核一旦持续受到刺激，就意味着长期处在压力环境中的孩子可能会出现记忆认知障碍，还意味着这些孩子很有可能会做出一些缺乏理性的感性行为——因为他们控制战斗或逃跑反应且能产生情绪激励的杏仁核过度活跃。神经科学家将这种现象描述为"对微小诱因的过剩反应"，或者用更加简单的通俗说法来描述——过度反应。这是因为慢性压力没有给大脑足够的时间来让前额皮质吸取经验并以此建立理性的应对机制。

大脑发育通常受到的这些挑战甚至还会体现在大脑本身的生理结构中。对于超过三分之一的身体受虐儿童，其大脑管理情绪的区域及边缘系统都出现了异常。而对于那些遭受性侵的儿童来说，几乎一半人会出现这种情况；对于那些受到不止一种形式虐待的儿童来说，几乎所有人都会出现这种情况。负责记忆编码和检索的海马体也很容易受到压力激素的影响，如果儿童长期都受到压力，这些激素的冲击就会使海马体变小。如果大脑大部分时间都在应对情绪压力，那么海马体就会从全时系统管理经验退化为部分时间系统管理经验。其他生理影响包括，通过脑电图（EEG）测量，左脑（负责语言和逻辑）的脑电活动会减少，这意味着受虐儿童的右脑（负责空间定位、音乐和面部识别）可能更加活跃。遗憾的是，受虐儿童的大脑通常会出现不受控制的细微痉挛，这与科学家在癫痫患者身上观察到的情况类似。功能缺陷可能包括抑郁倾向和记忆问题。此外，对于受虐儿童来说，连接左右脑并负责左右脑沟通的胼胝体会明显缩小。事实上，研究人员通过磁共振成像发现，与未受虐待的儿童相比，受虐男童的胼胝体会缩小43%，受虐女童的胼胝体则会缩小30%。研究人员猜想，胼胝体缩小会导致反复无常的情绪波动和性格变化。

除了大脑生理变化、认知功能障碍、性情暴躁和行为问题，研究人员还发现了如果童年时期受到毒性压力，那么长大后酗酒、滥用药物、患上抑郁症甚至心血管疾病的可能性会更大。有人曾对童年时期遭受过身体虐待的成年人做过研究，结果发现，几乎一半的人患有三种或三种以上的精神疾病，而四分之三的人患有至少一种精神疾病。

对于童年时期遭受长期压力的受虐儿童来说，他们的挑战在于，要克服外界很难察觉的各种可能的大脑结构性问题。尽管这些问题在成年以后大多表现为认知、行为甚至生理问题，但研究人员渐渐发现，童年时期经历的创伤也可能会遗传给后代。科学家们在最近的一项研究中发现，相比非瑞士契约童工的后代，瑞士契约童工的后代会遭受更多的身体虐待和童年创伤。然而，瑞士契约童工的后代并非出现这种情况的唯一人群，卢旺达种族大屠杀幸存者的后代也会表现出焦虑、抑郁和行为障碍的迹象。

战争对儿童大脑发育的影响

现如今，全球冲突实际上让儿童直接处于"枪口"之下。在叙利亚和伊拉克，处于大脑快速发育阶段的婴幼儿极易受到压力，除了战争什么都不知道。在位于非洲中心地带的刚果民主共和国，整整有一代人在成长的过程中除了生死冲突一无所知。对于那些和家人从战区逃亡到难民营的儿童来说，战争对今后行为的影响可能会终其一生。如今，心理弹性研究人员为亲身经历过战争的儿童开发了许多工具，专门用来测量他们的痛苦、悲伤和恐惧。联合国儿童基金会表示，有十分之一的儿童都生活在处于战争状态的国家或地区，这意味着有2.3亿儿童会直接受到战争的影响。人们经常使用"国家建设、能力构建、民主、法治"等公民社会的一些宏观术语来探讨战争的影响以及后代人的恢复。直到最近，人们才开始探讨战争会以何种方式影响儿童这一世界上最单纯、最易受到伤害的群体，同时开始研究战争会对年轻一代及其未来家庭和自身发展产生哪些影响，以此来测量暴力的人力资本成本。这些都属于战争影响的"微观层面"。研究人员曾对第二次世界大战"城市破坏"的幸存儿童做了跟踪调查，他们发现这些儿童会受到长期且严重的危害。研究结果表明，二战结束大约60年后，童年时期亲身经历过战争的人受教育水平较低、个子较矮、工作收入较少、健康状况较差。人们现在已经了解，战争作为一种极端压力，会严重影响孩子还未发育完全的大脑，尤其是其大脑的结构性发育。

联合国儿童基金会表示，目前大约有370万儿童出生在叙利亚内战时期。除了一个饱受战争摧残的世界，这些孩子对其他一无所知。受到严重冲击的尤其是所有孩子都珍视为精神港湾的东西——家庭给予的爱和舒适以及安全。一些孩子会变得十分好斗，开始尿床或增加尿床的频率，还会出现自杀倾向或是自残，同时会失去说话能力或出现语言障碍——这些都是创伤后应激障碍的表现。这些孩子长期处于"战斗或逃跑"的状态，随之而来的毒性压力可能会导致一生的严重医学问题。

屏幕使用时间对儿童大脑发育的影响

尽管虐待和战争对儿童造成的长期伤害和认知障碍确实不容小觑，但并不仅仅是这两个方面毒害青少年的心灵。事实上，最受关注的前沿研究是：屏幕使用时间对快速发育大脑的长期影响。对于儿童来说，大脑处理数字屏幕的时候会接收到狂轰滥炸般不断移动的颜色和声音，而这种感官冲击会使大脑淹没在快节奏的信息流中。正如精神病学家维多利亚·邓克利所说的那样，还未发育完全的大脑无法跟上这些节奏，而且孩子大脑受到的极端压力反应会开始剥夺他们发展更复杂、更高级大脑功能所需要的时间。如同应对其他毒性压力，孩子的大脑处于一种"战斗或逃跑"的状态，各种压力激素都会升高，就像受虐儿童出现的大脑发育问题一样。长时间盯着数字屏幕可能会导致严重的大脑发育问题，即使大多数父母的本意并不是想用孩子们最喜爱的动画片或者电脑游戏来"伤害"他们。科学家们为此还创造了一个词语：电子屏幕综合征（ESS）。

抗精神病药对儿童的影响

过去十几年里，互联网和数字技术蓬勃发展，导致注意缺陷多动障碍（ADHD）

和儿童双相情感障碍分别增加了800%和4000%。儿科内分泌学家迪娜·帕纳吉奥托普洛斯医生称，调节情绪的抗精神病药目前甚至会用来治疗出现好斗情绪及其他明显行为问题的幼儿。从整体来看，美国开具的抗精神病药处方在过去的十几年里增加了100%，且2013年这一数量超过了4.27亿。目前美国每年开具的抗精神病药处方数量比美国总人口数还要多。加拿大的情况也不容乐观，每年会开具5800万张抗精神病药处方，相当于每天20多万张。在美国，11%的人口目前都在使用抗抑郁药。

如今，新型抗精神病药已经成为主流。这些药物研发于20世纪90年代，被称为"第二代"抗精神病药；而第一代抗精神病药研发于20世纪50年代，其不良反应十分严重，会导致使用者日益虚弱。第二代抗精神病药目前正用来治疗儿童的一系列行为问题，例如易怒、沮丧、焦虑及睡眠问题。然而在大多数情况下，这些药物针对的是患有严重狂躁症的成年人，而不是尚未长大的儿童。尽管服用抗精神病药对儿童的长期影响尚未得到充分研究，但医生仍在给3岁左右的幼儿开具这种处方药。

美国儿科学会、美国儿童和青少年精神病学学会及美国神经病学学会都不允许对3岁以下的幼儿使用抗精神病药。但是在2014年，美国开具给2岁及以下幼儿的抗精神病药处方高达20000张，比2013年增加了50%。在加拿大不列颠哥伦比亚省，开具给儿童的抗精神病药处方在十年内增加了1000%。在很多情况下，父母既意识不到也了解不到抗精神病药对孩子的潜在不良反应。第二代抗精神病药会使体重持续过度增加，从而导致心脏病、心律失常及糖尿病——对于儿童来说，情况尤其如此。使用者还可能会出现力量退化和不自主运动。更复杂的是，高达80%的学龄前儿童服用抗精神病药的同时也在使用其他处方兴奋剂或抗抑郁药。这些药物混合在一起，可能会产生极其严重且难以预料的不良反应。但有关危险混合制剂对儿童大脑和身体危害的研究少之又少。

可以肯定的是，强效药有时可能会对精神分裂症、发声和多种运动联合抽动障碍等临床无法医治的疾病产生作用，但广泛开具不规范处方来应对儿童行为问题是一种非常令人不安的趋势。孩子们必须在数字丛林中学会生存，但整个社会无法给予他们探寻行为问题根源所需的时间和资源，而这仍是现代公共卫生措施的一个根本缺陷。美国疾病控制与预防中心对此表示，有40%的2~17岁孩子在需要非药物治疗的时候无法获得这些治疗，尽管许多时候可以采用非药物治疗。最近有研究表明，对于曾经收到过抗精神病药处方的拥有私人保险的儿童来说，大多数没有获得适当的心理健康测查，没有得到精神病医生的诊断，而且在拿到处方药的前一年也没有进行过任何非药物治疗。当然，针对精神疾病的非药物治疗会使整个家庭都参与其中，通常相当耗时，需要长时间投入以及阶段划分明确的安排，而且在某些情况下价格昂贵，不包括在个人的药物和健康规划之中。因此，在非药物治疗既耗时又费钱的情况下，处方药就成了一种广受欢迎的应急解决方法，尤其对于那些出于好意、想要尽快在孩子身上看到效果的父母来说。另外，医生和医疗专业人员也有负担。当今社会，有20%的儿童都出现了可能被诊断为精神疾病的一些问题，因此，对于普通医生和儿科医生来说，耗费时间的非药物治疗过程会给他们带来难以承受的负担。如今在美国，5~17岁群体中分别有14%的男孩和6%的女孩都患有注意缺陷多动障碍，而对于资源密集的非药物治疗来说，这一病例规模十分庞大。

而给孩子过度用药这一问题可能只在北美洲较为严重。在西欧，使用抗精神病药物的儿童就没有那么多。据《英国医学杂志》报道，美国开具的注意缺陷多动障碍处方药比英国多10倍，德国开具的注意缺陷多动障碍处方药比英国多5倍。

🏥 注意缺陷多动障碍与电子屏幕使用时间相关

科学家们也注意到，注意缺陷多动障碍的急剧增加与儿童使用电视、电脑等电子屏幕的时间直接相关。现如今，孩子们每天待在数字屏幕前的时间长达7小时。除了睡眠、吃饭、上学、坐车往返活动和洗漱的时间，孩子们每天醒着的大部分时间都与不断闪烁的屏幕"亲密接触"。

现今看一档儿童节目，即使是教育类儿童节目，人们也会选择观看针对特定主题的流行短片。通常这些短片是从多个角度拍摄，然后剪辑而成。因为缺乏符合实际时间的故事情节，孩子们很难从中获得有效信息。例如，某教育类视频主题是乘坐公交车。视频内容可能是一个人上了公交车，刷公交卡，在车上待了几秒后又下了车。这类节目很少讨论人们在车上的感受、在车上可能看到的怪事，也不会讨论在车上如何选择座位、如何尊重他人，以及如何知道何时下车。而发展进程慢到符合实际时间的视频短片少之又少，因为这类短片太无聊，发展进程极其缓慢，注定不受欢迎。但是，在这种速度之下，孩子才能没有任何压力地理解、吸收和思考。

罗伯特博士在一个没有注意力问题的3岁孩子身上做了这个实验。罗伯特博士没有给这个孩子播放平时的教育类节目，而是问她是否想看《罗杰斯先生的邻居》——一档充满动画、趣味音效和动物合唱的节目。罗伯特博士选取了其中一集进行实验，其内容是罗杰斯先生带领观众参观了一家橙汁工厂。在这一集中，罗杰斯先生仍然像往常一样，迈着缓慢谨慎的步伐，用一种不慌不忙的语气指出他从来都没有见过这么多橙子。几分钟后，这个3岁孩子的表情变得就像在让她观察盆栽一样。她无精打采地靠在椅子上，昏昏欲睡，最后说道："这太无聊了！"作为一个成年人，会觉得这集《罗杰斯先生的邻居》特别精彩，让人心情愉悦，这个3岁的孩子以及大部分孩子却不这么认为，这是为什么呢？从屏幕时间和电子屏幕综合征方面来看，答案与每一个人的预期有关，或者更具体地说，与大脑的预期有关。

孩子们接触光鲜亮丽尤其可以互动的数字屏幕（例如智能手机、平板电脑和游戏设备）时，大脑会受到多巴胺的影响。事实上，促进人类渴望糖、脂肪和药物的奖励回路也会对孩子们的屏幕使用时间产生重要影响。如今，对于一个3岁孩子来说，罗杰斯先生平淡且实时的描述无法达到激活儿童大脑情感中心的阈值，最终导致一种相当不尽如人意的奖励反应。没有多巴胺，就没有快乐。孩子们追求的不仅是纷繁复杂的屏幕内容，还有节目播放的速度。他们已经习惯了数字时代，只有在不断变换的场景或交互式游戏中才能集中注意力。这种持续不断的新奇感会让大脑产生一种完全无法抗拒的奖励。当然，现实世界的运行方式并非如此，因此对于一个孩子来说，其大脑进行发展的能力会在罗杰斯先生的世界里受到限制。如今的现实世界实在太过缓慢、太过无聊，无法吸引孩子们的注意力。

令许多注意缺陷多动障碍儿童的父母感到沮丧的是，他们控制孩子过分好动以让他们专注于日常活动的时候往往会发现，他们蹦蹦跳跳的孩子一旦坐在电子屏幕前，就会立马从吵闹多动变得异常安静。有些父母可能会称，自己的孩子不可能患有注意缺陷多动障碍，否则他们不会安安静静长时间地坐在那里。但是电子屏幕会极大地刺激多巴胺分泌。哌醋甲酯等治疗注意缺陷多动障碍的药物会提高孩子大脑中的多巴胺含量，从而使其变得安静，这可能并不奇怪。难怪注意缺陷多动障碍儿童坐在电子屏幕前时，他们的父母才能获得片刻安静。

那么，电子屏幕和电子游戏是否与注意缺陷多动障碍人数及抗精神病药处方越来越多有直接关联呢？现在下结论可能还为时过早。屏幕时间确实会对儿童大脑发育产生不利影响，就像长期压力和大脑结构发育缺陷对大脑的影响一样。不论是虐待、战争，还是长时间的屏幕使用，这些恶劣的环境都可能会产生战斗或逃跑反应，这意味着一些孩子目前无法应对需要情感和专注力进行调节的现实环境。

一个玩笑可见一斑，作为父母，如果你想在餐厅好好吃一顿饭、抽空洗个澡或是照看炉子上的锅，那电子屏幕当真是个绝妙的手段，就像给日常家里龙卷风般的混乱按下暂停键。如果想要一切变得完美，想要成为无微不至的父母——可以影响孩子成长的每一分每一秒，可以烹饪营养丰富且色彩缤纷的精致饭菜，可以让家里一尘不染以促进思维条理，还可以通过瑜伽、平衡膳食和8小时睡眠等严格的健康养生法来保持自身健康，那电子屏幕就会成为父母生存的必要工具（即使不是重要工具）。

所有父母都懂得这一点。疯狂的生活节奏与健康专家提供的崇高生活秘诀会产生直接冲突，而这些专家比较明智，也出于好意，其用词谨慎的建议旨在让人们可以每天轻轻松松就能获得质量更好的睡眠、营养、锻炼和冥想。事实上，人们认为，即使蹒跚学步的孩子会不停拽着父母的双臂，父母也能实现这一切。但是在白天晚上都缺乏保姆且没有厨师的情况下，许多几乎都没有时间刷牙洗澡的双职工父母如何才能实现这种提高自我的完美转变呢？

就像所有需要远见卓识的决策一样，人们往往会只看到眼前的欲求而忽视长远目标。是让孩子看会儿电视或玩会儿游戏，以抽空做些家务、打个电话或者和另一半拥抱一下，还是放弃那些"崇高的"追求，让自己有时间和孩子一对一沟通，对于父母来说，必须从中做出选择。许多父母纠结的点在于称职和不称职——许多人都会在社交媒体分享烤制馅饼和手工制作的图片，记录着为人父母每一个微妙、愉悦和养育的点滴，这无疑让有些父母深感愧疚。但这种情况有多真实呢？当今社会，许多人都缺乏创造力吗？他们都无法给孩子们提供更有意义且伤害更小的活动吗？在几十年前，只有一些富裕家庭才拥有电视机，许多孩子只能想方设法自娱自乐。这很有启发意义！

🧰 "C 一代"

科技正在迅速发展且正在不断融入人们的日常生活，而人类大脑和身体却发展得极其缓慢，无法适应科技改变，因此现在及不久的将来，人们的斗争在很大程度上都在于如何协调二者之间日益增长的差距。大多数人都熟悉"X一代""Y一代""千禧一代"这些说法，这些标签已经成为判断一个人出生年份的惯用手段。并非出生年份就决定了每一代人，而是特定的出生年份往往会影响一个人的世界观、价值观和思想、习惯、偏好，而且这种影响不仅仅存在于青少年时期，还会持续一生。

位于得克萨斯州首府奥斯汀的代际动力学中心研究了每一代人的特征，认为养育方式、科学技术和经济情况在决定代际差异方面发挥着最大作用。研究指出，如果只用出生年份来定义某个人而忽视他出生的地点、早年的生活环境以及获得幸福且受欢迎的青春期和成年早期的机会，那就过于简单了。该中心举了一个例子：有两个人在同一年出生，但其中一个人出生在当时失业率极高且机会稀少的希腊，而另一个人则出生在当时就业机会多且担忧较少的另外一个地区。我们知道，不同程度的困难和压力不仅会影响社会和文化环境，还会在很大程度上影响大脑发育和大脑健康。

在影响当前这一代人特征的因素中，科学技术无疑是变化最快的一种。在美国，当今这一代人被称为Z一代（或i一代），指出生于1996年至今的人。代际动力学中心从1996年定义Z一代的原因在于，1996年之后出生的人都不记得9·11事件，而这一天标志着全球政治、经济和世界观的新转变。加利福尼亚州立大学教授拉里·罗森博士一直在研究科技如何影响人们的大脑，而且已经对22个国家近3万人进行了调查。罗森认为，科技会对儿童的大脑产生深远的影响，而且因为科技发展十分迅速，定义一代人的年限正在逐渐缩短。通常认为，20年为"一代"，但人们现在会发现每隔十年就会发生一些重大变化，而罗森表示，这完全是由科技定义的。奇怪的是，这意味着一个蹒跚学步的幼儿可能和一个十岁的儿童都不是一代人。正如罗森指出的那样，时间正在压缩。收音机用户达到5000万用了40年，手机用户达到5000万用了不到15年，而YouTube（一个互联网视频共享网站）用户达到5000万只用了大约1年。如今新兴的一代叫作"C一代"。罗森对这一代的定义是：善于合作、沟通、联系和创造。这一代人生来就能接触到一些手持设备和可穿戴技术。如果你曾看到一个蹒跚学步的幼儿试图像在触摸屏上一样放大一张真实的照片或杂志图片，你可能觉得这一举动十分可爱。而这就是代际碰撞。前几代人只是将这些技术设备看成一些工具，但C一代将这些技术设备看作了解世界、与他人交流的重要途径。

精通技术的这一代人的一个特点就是，他们相信技术素养会让自己拥有灵活的超能力，可以在应用之间、屏幕之间和设备之间不停切换。如今，孩子们可以十分娴熟地切换在手机和电脑之间，可能还会同时进行在线对话、听音乐和写作业。相比之下，前几代人使用这些设备的方式就比较缓慢且不尽如人意，有时还会对冗长的回应时间做出奇奇怪怪的贬损。因此，年轻一代觉得自己更擅长快速多任务处理也就不足为奇了。但罗森解释道，多任务处理并不存在。真实情况是，所谓多任务处理者的大脑实际上完全是在不同任务之间来回切换，他称其为"持续性部分注意"或"任务切换"。罗森又称，孩子们实际上擅长的是利用任务切换间的小段"松弛时间"。对于现代科技，年轻一代几乎没有用来等待松弛时间的耐心，2秒钟已经是青少年等待网页打开的最长时间，而一旦超过2秒，他们就会在网上找别的事做。而且罗森表示，即使是在"松弛时间"以内，他们通常也会在网上做一些别的事情，例如发发短信。而这一切都透露出两个重大问题：因为这种任务切换，如今的孩子越来越不能容忍时间延迟，也越来越无法观看或理解任何有深度、有内容的事情。孩子们要像杂技演员一样试图同时抛接这么多球，而且他们也相信自己可以轻松完成抛接任务，这一事实使孩子们的大脑（再次）习惯快节奏的"人造"世界，最终觉得真实世界太过缓慢。就像过多观看电子屏幕一样，这也能表现为注意力障碍和行为调节障碍。

不用过多想象就能理解繁重网络任务对年轻人大脑的影响。过度持续地寻求奖励以及对时间延迟缺乏耐心，会产生一连串预期的满足，从而产生愉悦感，最终分泌多巴胺。当然，大脑会感到十分美妙，因此，这些年轻人会寻求更多。罗森解释道，玩游戏的人尤其容易受到多巴胺奖励回路的影响，表现出与其他成瘾者相同的特征。这与大多数人对手机的痴迷形成对照。查看手机的时候，让人产生愉悦感的不仅是多巴胺，还有感受到的焦虑——越是长时间不看手机，越感到焦虑，而一拿起手机，焦虑就会立即消失。

对于C一代来说，科技不仅可以提供理解现实世界动态的工具，而且本身就是现实世界。C一代比较理想化的观点是，他们认为自己所处的世界充满了无限的可能。制作一个符合潮流的视频短片，在YouTube上一夜爆红，然后在本周结束之前就成为一个百万富翁；制作有关自己每时每刻的照片流；或者立即发布自己的观点看法，传递给能在白噪声中听到自己声音的全球观众。

对于C一代青少年来说，最重要的挑战就是适应缓慢而非数字化的教室环境——一个他们似乎应该置身其中以了解周围世界的地方。然而，几乎不管从哪个方面来看，传统的教室环境都与C一代印象中的世界格格不入。传统教室通常布局规整，硬背椅子都面向同一个方向，而不是像谷歌等公司长期采用的那种设计独特且形式自由的创新型办公场所。还有一些严格的教室规则，例如什么时候可以发言，什么时候必须保持安静，而且这些规则通常涉及举手和轮流等待——老师没有注意到的时候就得等待很长时间，这对C一代来说近乎折磨，因为在其所处的时代，人际互动即时又不间断。传统教室通常只有一个权威人物——站在教室最前方，经常以说教的方式传递信息，而学生也没有足够的资源进行浏览和调查。最终，学生不得不实时将注意力集中在一个人身上，没有持续不断的社交媒体信息提醒、弹窗以及各种响声，但这会让青少年感觉多巴胺这种大脑刺激物明显减少。

许多人可能认为传统教室并非坏地方，它对孩子们大有裨益，可谓一个充满常识的圣地；相比之下，杂乱无章、缺乏管制且良莠不齐的科技世界明显正在腐蚀年轻一代的思想、行为和潜能。这种看法不无道理。有些人可能仍然会从书的外观、感触和气味中获取快乐，觉得坐在门廊的秋千上翻阅书籍十分浪漫，不用听电子设备的提示音，因此，这些人很容易信服传统教学的优点。然而，问题就在这里：如果学校的目的是丰富和开放年轻人的思想，那么应在何种程度上限制他们观看电子屏幕，让他们去观察自然世界及其浩瀚的历史，以了解是何种秩序井然的奇妙事情才让他们能够舒舒服服坐在嘟嘟作响的屏幕面前。没有一个人，尤其是X一代及之前几代愿意在电子屏幕和科技面前认输。

有观点认为，屏幕也让孩子们变得不够坚强。不仅是腰腹部，还有大脑，尤其是在韧性方面。瑞士契约童工因遭受了巨大痛苦而导致大脑和行为都表现出早期结构性损伤。其中一个特征就是，对于童年早期经历大量创伤的人，他们大脑杏仁核和海马体的体积较小，这会影响记忆和学习。持续激发战斗或逃跑反应环境的一个负面影响就是，儿童时期就感受到有压力的人在其以后的生活中往往会对感知到的威胁产生过度反应。原本可以让人们内化压力并对其安全处理的韧性也会变得迟钝，这是因为大脑高级功能本该发挥主导作用的时候经受了长期毒性压力。

过度保护可能事与愿违

但保护孩子们不受威胁也不是解决办法。克莱尔·福克斯在其《这种说法并不礼貌》（*I Find That Offensive*）一书中指出，保护孩子免受生活中不论大小的各种潜在危险的极端做法可能会产生事与愿违的效果。作为一名自由意志主义者，福克斯从政治和社会两个角度认为，整个社会正表现出一种过度保护的倾向，而且也正在为此付出代价。就像许多疯狂的科学家一样，父母有许多自认为出于好意的做法，例如纽约的韦伯中学禁止踢足球、打橄榄球、玩捉人游戏、做侧手翻，以避免操场上可能出现的所有潜在伤害，但这些行为正在制造一群群情感小怪物。在英国西米德兰兹郡的全国学生联合会上，组织人员在Twitter（推特）上发出信息，要求学生看到喜欢的舞台表演时不要鼓掌，而是做出"爵士手[1]"这一动作，以避免制造焦虑。与良好的免疫系统类似，经历生活中平平常常的起起落落会使精神韧性更加健康，让人们可以在事与愿违的情况下从容应对。

讽刺的是，保护孩子免受各种威胁的同时也有可能创造一种环境，即所有事物（从棒球到车轮）都会成为威胁，所有事情孩子们都得特别留神。而且，孩子们也觉得所有事情都存在危险，即使情况并非如此。人们现在了解的是，生活在一个威胁持续不断的环境中会让人产生压力，而且是毒性压力，会抑制大脑发育，还会导致一些负面影响，例如对任何具有威胁性的事情都变得十分敏感。

---

1 爵士手是一种舞蹈动作，表演者手掌向观众伸出，手指张开。

雪花一代

"雪花一代"是一种带有嘲讽和贬损意味的说法，用来指代年轻一代（大学年纪），而这一代人通常被指责缺乏跨越生活障碍的韧性。这一短语是之前最流行的一种说法，指的是外表坚强且富有道德但内心脆弱的年轻一代，而这一代人容易生气，还缺乏通常所需要的情绪韧性，而且他们没有经历过真正的艰难时刻（例如战争），而是受到避免各种潜在威胁的保护，甚至在某些情况下，都不能做侧手翻、玩捉人游戏。

"雪花一代"除了是一种带有贬损意味的说法，还基于一种普遍认知，即大学年纪的成年人容易发怒，对于外界观点通常难以接受。许多人都没能领会"雪花一代"这种说法蕴含的强大权威。从思维层面来讲，这种说法的内涵就是"我的观点正确，而你的不正确"。在大学校园里，学生们会大声喝止与其观点有所冲突的发言人士，而不是提供一个批判性辩论的平台。更可悲的是，学校的行政部门面对这种单一视角的世界观时会选择屈服，以维持校园和平。目前在牛津大学法学院，如果学生觉得某个法律案件的内容有所冒犯，所谓的"触发警告"会附加在案件之中。事实上，大学因为要提升社会形象、增加入学人数以及调整最低限度，在上一代人的时间里进行的课程改革比过去700年还要多。

不管这种趋势从高等教育的本质目的来看有多么离经叛道，所谓雪花一代的问题在于，他们应对不同观点的韧性相对较低。但这并不是说他们过于软弱，事实上，他们足够坚强，可以为了某个目标风雨兼程。只是很少有人教育他们如何区别"严重威胁"和"一般威胁"。人们对雪花一代最典型的描述就是，他们几乎会因为任何事情而轻易动气。

有关雪花一代最有说服力的一种观点是，他们成长在一个高度警惕的环境中，虽然他们的父母并非有意为之。在免受一切侵害的环境里，一切都会随之成为威胁。雪花一代的大脑会持续处于战斗或逃跑反应这一状态，就像那些经历过真实创伤的人一样，从而导致情绪反应过度、过度敏感、记忆力减退以及学习障碍。

抑郁症的侵袭

即使是人类史上最健壮、最安全、最可靠的一代，也可能饱受焦虑和抑郁的折磨，同时有摆脱不了的恐惧。

人们无法摆脱恐惧感时，通常会寻求医生的建议，而这些建议通常都是一张抗抑郁药的处方。如果一代人中有大多数都觉得自己对环境过度敏感和过度反应，从而感到焦虑，最终导致抑郁，那么处方药的数量就会快速增加。

在英国，抗抑郁药的使用频率在十年内翻了一番。在美国，大约十分之一12岁以上的人都在使用抗抑郁药，抗抑郁药的使用频率在十年内翻了两番，使其成为美国第三大常用药物。左洛复（舍曲林）等药物的广泛使用一定程度上是因为，这些药物被"暗示"可用于各种疾病，如双相情感障碍、神经性疼痛、纤维肌痛和自闭症。当然，SSRI（选择性血清再吸收抑制剂）抗抑郁药在许多情况下都很有必要。

2001年9月11日，纽约市发生恐怖袭击之后，有关SSRI处方的一项研究表明，地理位置邻近双子塔与SSRI处方增多存在直接联系，相比住得较远的人，SSRI处方在住得最接近归零地（3英里内）的人中增加最多。毫无疑问，只有在需要使用药物的时候，药物才会发挥良好的效果。正如精神病学家多丽丝·雅罗维奇在《纽约时报》上写的那样，抗抑郁药确实可以挽救生命。雅罗维奇写道，近25%来咨询中心的学校新生都在使用抗抑郁药，这一比例在十年里增长了3倍。雅罗维奇认为，部分问题在于，非药物治疗十分昂贵，而且可能不在医保范围之内。对于学业繁忙的学生来说，药物可谓一种更加便捷的解决方法。就像许多同行一样，雅罗维奇也总结道，人们不应该忽视"新兴成年人"中真实存在的情绪压力，而应该专注于培养他们的韧性能力。美国大学健康协会和全国大学健康评估的数据显示，在学生出现的所有抑郁情绪中，最主要的一种是"对一切必要活动感到不知所措"，而85%的学生在过去的12个月里都有过这种感受。这一数据还显示，近一半的学生（47%）感到极度焦虑，6%的学生认真考虑过自杀。据该报告的作者称，大学校园的抑郁现在已经超过吸毒和酗酒，成了最主要的健康问题。

在女王大学——加拿大最负盛名的研究性大学之一，2010至2011学年期间有6名大学生死亡，其中2名死于自杀。其中有一名叫杰克·温德勒的学生，他是一名大一新生，死于2010年3月。女王大学心理健康委员会对此进行了深入调查，最后发表了一份名为"学生心理健康：全面战略的框架和建议"的报告。委员会发现许多令人不安的事实：在接受调查的学生中，有4%在上个学期有过自杀的念头或认真考虑过，有近10%在此之前认真考虑过自杀。被问到压力时，在接受调查的学生中，有40%称自己承受的压力要高于平均水平，而有20%称自己承受的压力"大得惊人"。对于62%的接受调查的学生而言，压力源于心理健康问题。令人担忧的是，传统心理健康治疗策略实际上只涵盖了20%左右浮出水面、被认为需要照顾的新兴成年人。而另外75%的学生仍然容易受到心理健康潜在恶化的影响，而且得不到同龄人或者专业人士的关注。杰克·温德勒自杀以后，他的家人和朋友为了进行纪念创立了"杰克计划"，即目前叫作"jack.org"的一个网站——通过这种具有参与性的创新方式，接触到另外80%或100%可能正在直面或者即将面临心理压力的年轻人。安大略省的其他大学紧随"杰克计划"也采取了措施，除了传统春假，通过安排秋假来减轻学生压力。

在女王大学的这项研究中，超过50%的学生表示自己感觉不堪重负，而近40%的学生感到极其抑郁，甚至因此影响其参与校园生活的能力。觉得极其不堪重负，甚至导致日常学习和健康受到影响，这种情况可能是因为过多信息同时扑面而来（信息过载），也可能是因为缺乏筛选有效信息的能力——无法区分让人倍感压力的信息和让人稍感压力的信息，当然还可能是两种原因共同作用的结果。

随着这些挑战引发了一个问题，那就是：什么发生了变化？人们知道，新兴成年人的心理健康问题急剧增加，但这是人们不断关注这些问题导致的结果吗？还是说，目前年轻人生活的世界要比之前的要求更高？又或是说，年轻人的韧性变弱了吗？大多数态度明确的医院同行及健康咨询师更热衷于关注心理健康问题，尤其是处理围绕心理健康的恶名，而且针对的不仅是确诊心理健康疾病的患者，还有保持沉默的大多数——他们可能也正生活在心理健康问题的阴影之下，却没有得到医疗专业人员的重视。这也正是建立jack.org这一网站的目标。但是除了意识层面的提高，让人出乎意料的是，整个世界在不停变化，而且就像本书许多主题探讨的一样，目前世界正在快速发生变化，人类的大脑、身体以及社会的各个层面甚至都无法应对。这些变化会出现在平时十分熟悉的各种习惯之中，会对大脑的化学机制、生理结构和运行方式产生深远影响。大多数高校学生都会感觉负担过重，这种现象背后的原因又是什么呢？

信息过载

负担过重在某种程度上似乎是因为"信息过载"。当今社会的年轻人可能还没有找到一种在所谓信息时代健康生活的方式。贝勒大学有研究表明，高校女生平均每天使用手机的时间为10小时，而高校男生平均每天使用手机的时间略少于8小时。在女性群体中，社交媒体的使用频率最高。此外，最近有一些研究表明，社交媒体与嫉妒、抑郁等情绪之间存在"重大联系"。2016年一项针对年轻人的研究发现，使用社交媒体的时间与出现焦虑、抑郁的可能性存在线性关系。

众所周知，屏幕时间会对幼儿（大约3岁以下）大脑发育产生危害。但是，对于每天时时刻刻使用移动设备和电脑且感到焦虑和不堪重负的大学生来说，情况又如何呢？

与用来衡量幼儿观看电子屏幕时长的"屏幕时间"不同，对于成年人来说，焦虑和抑郁可能源于他们浏览到的某种网络信息。在过去的几年里，有好几项研究都推翻了人们的一贯看法——长时间上网或玩游戏会使成年人出现抑郁。相反，研究人员认为，这些负面情绪尤其是嫉妒感，源自网络媒体的社会层面，会导致心理健康问题。

社交媒体的影响

越来越多的人认为，使用社交媒体可能会导致功能性适应不良，会严重影响人类追求社会地位的本能。人类需要用社会地位来认知和彰显自己以及区别他人，这种做法源自人类不断演化的心理特征。正如一项研究指出的那样，朋友很多但喜欢的人很少（一种常见的网络认可），这会破坏人们在社会中追求高度社会价值的生存需求。从进化角度来看，如果食物、资源和配偶都成了不易获得的奢侈品，那么在社会中与他人缺乏联系对个人繁衍后代可不是什么有利现象。

但如果这种选择正确且当事人又是一个社交媒体达人，情况会怎么样呢？这不会让人获得梦寐以求的生活满足感吗？科学研究表明，使用社交媒体与朋友联系的人也会与家人保持联系，或者只是加强与他人的沟通联系，并因此使自己的心理更加健康。但是，那些登录社交媒体以窥探他人网络形象的人很有可能会感到自卑和焦虑。前者是一种诚实的社交联系或者进化心理学家所说的"诚实信号"——一种向对方传递有意义信息的交流模式。在线社交媒体平台被用作交流工具的时候，人们的幸福感就会增加。

然而，社交媒体也存在一种可以正中人们要害的风险，即网络人设。1959年，社交媒体还未吞噬人们的时间和思想之前，欧文·戈夫曼出版了《日常生活的自我呈现》。他在书中推断，人们在社交过程中试图区分两种形式的交际：表达式和表露式——前者是语言交流，后者则是交流和传递意图时不太明显的非语言方式。从戈夫曼对交际的观点考虑，人际互动存在一种现代社交媒体所忽视的对称性。戈夫曼同时认为，进一步证实这种对称性的是，人们往往会展现积极面而隐藏消极面，而这就是社交媒体的被动用户每天的确切感受。

想象一下，在一个寒冷冬日的夜晚，你坐在办公室的小隔间里，而你的朋友却在社交媒体上分享着他们在地中海自由海上航游的照片。这种社交会让你感觉自我良好吗？如果这些朋友和你关系非常要好，平时也经常交流，那你可能确实会为他们感到快乐，但如果你是不经意地看到了他们这些让人羡慕的经历，那你很可能会以此推断，他们过得比自己好。这样的社交攀比会在进化过程中自然形成，而且会表现为嫉妒、焦虑，甚至最终表现为抑郁。有组研究人员将其描述为只看到他人的"精彩片段"，而这会在大学生群体中导致自我价值感降低，并引发嫉妒。

尽管社交媒体存在引起嫉妒的圈套，但仍然让人欲罢不能。加州大学洛杉矶分校的研究人员曾对使用社交媒体的年轻人进行了大脑功能磁共振成像，他们发现，如果年轻人看到有人给他们发布的照片点了"赞"，那这些"点赞"就会激活他们大脑中与奖励有关的部位——也就是巧克力和性行为激活的那些部位。出版《道德博弈》一书的研究人员保罗·扎克对《快公司》杂志撰稿人亚当·佩南伯格进行了一项相当大胆的测试：扎克首先测量佩南伯格的血液，然后和佩南伯格在推特上交流10分钟，结果发现佩南伯格血液中的催产素含量提高了13.2%。

大脑分泌的催产素类似一种灵丹妙药，是人类进化过程中的一个重要方面。正是这种激素使孕妇得以分娩，同时在母亲和新生儿之间建立了大自然中最根本且最无法割裂的关系。事实上，女性分泌的催产素要比男性多30%。催产素被称为"拥抱激素"，会让人在拥抱所爱之人或和小狗玩耍时感到快乐。社交媒体会增加催产素分泌，这一事实滋养了极度渴望愉悦的大脑，增强了人们的奖励回路。

研究人员通过血容量脉冲、皮肤电传导、脑电图、肌电图、呼吸活动、瞳孔扩张发现，只需在Facebook（脸书）上浏览三分钟，就能使人感到极其兴奋——研究人员将其称为"核心流状态"。更重要的是，点赞的人数越多，社交媒体用户的奖励回路就越活跃。在加州大学洛杉矶分校进行的研究中，参与人员往往会给一张已在网上收获大量喜欢的照片点赞，这表明他人的看法会对一张照片的点赞程度产生重大影响。

人们在网络上发布一张照片之后，就会构建大脑认为是奖励的某种预期——当然，这也与多巴胺有关。照片或帖子的点赞数量越多，多巴胺就分泌得越多，寻求多巴胺分泌更多的期望也就越高。科学家将其称为"条件刺激"，也就是会因为预期未来奖励而分泌多巴胺。对于喜欢早上喝咖啡的咖啡爱好者来说，导致多巴胺分泌的原因并不是喝咖啡的乐趣，而是起身去拿咖啡的动作；这种行为会使人寻求一种预期奖励。因此，与其说多巴胺是让人产生愉悦感的化学物质，不如说它是"让人想要那种愉悦感"的化学物质。

在使用社交媒体的过程中，让人分泌多巴胺的在于谈论用户自身，而不在于谈论他人，因为攀比几乎不会让人分泌多巴胺。《美国国家科学院院刊》有研究表明，社交媒体给人类提供了谈论自身的最大平台。在"常规"一对一交流中，人们谈论自己的时间通常只有40%。而在社交媒体上，人们谈论自己的时间往往高达80%，这意味着人类的神经化学物质实际上更喜欢社交媒体，而不是现实生活中的交流。此外，在传统人际交往中，人们通常不会和数百人同时进行交流。这种"社交拥挤"会削弱推广自己和自我对话的效果。有研究表明，相比在人少的时候，学生在人多的时候如果想要表现自己，往往会使用第一人称。与其说这是一种单纯热衷表现的行为，倒不如说这是为了不被笼罩在他人的社会阴影之下才热衷于表现自己。

推特每秒会处理6000条推文，因此完全可以想象得出，这些推文并非全部都包含着引人入胜且惊天动地的大事和评论。罗格斯大学有研究表明，大约80%在社交媒体发布帖子的人都属于"自我信息者"，而剩下20%的人属于"信息分享者"。顾名思义，自我信息者主要发布有关自己的照片和推文，而且无论多么琐碎都会时刻发布自己的动态，40%的推文内容都与"目前在做什么"有关。相反，信息分享者往往会发布一些事件、消息或社会活动。有趣的是，该研究表示，相比自我信息者，信息分享者会收获受众更广、互动性更强的在线社交网络。

显然，对于自我信息者来说，必须有某种奖励反馈，否则他们就不会费时费力去完善自己的社交人设。当然，自我信息者也有成为网络达人的可能，许多创意博主、摄影师或者其他网络名人就过着"乞丐变富翁"的童话生活，每天都有数百万粉丝疯狂浏览着他们发布的每一条动态。从逻辑上讲，站在声誉、名气和欲望社会金字塔的顶峰无疑符合人类的进化本能。这就是"声誉管理"，早在中世纪英法两国等级森严的宫廷生活中以及大约5000年前的埃及法庭中就有所体现。

提升社会地位自古以来就是人类与生俱来的一种本能，而且在整个动物界也很常见。那么，为什么社交媒体虽然可以给人提供无穷无尽的机会、让人获得即时满足却不是最理想的社会生存媒介呢？已经广为人知的"自拍"也是一种理想的重要工具。可以结合著名心理学家爱利克·埃里克森提出的"自我认同和角色混淆"年纪——到了这一年纪，青少年和新兴成年人想方设法了解自己的身份及自己在社会中的地位。了解这一点后，人们就能提出应对网络不理性现象的方法。年轻人，尤其是渴望获得社会影响的年轻人，会在自己活跃的在线社交圈将自己视为未来达人。自拍一代十分了解，通过文字和图片引起争议就能博取在线流量以及潜在声望（和金钱），他们通常会打破常规以产生影响。就像前几代人一样，这种做法通常表现为叛逆，年轻人会在网上发布一些性挑逗自拍和文字。五分之一的青少年在网上发布过自己的全裸或半裸照片，而有近一半的青少年表示曾发送及接收过性暗示信息。这些青少年中大约有十分之一会给不认识的人发送这些图片和推文。但在社交媒体发布自拍的并不只有青少年和新兴成年人。越来越多的成年人，包括已婚人士，会发布自己的挑逗性或炫耀性照片。这些更加成熟的发帖人士并非正在进行青春期的身份认同斗争，他们的发帖行为与某些性格特点有关，例如过度自恋。

对于成年人来说，这种自恋可能并不总是表现为在浴室给自己的腹肌拍照，还有可能表现为展示社会地位，例如分享令人羡慕的家庭度假、奢华的家庭活动、各种休闲活动，甚至分享他人感兴趣或喜欢的经历。还有一种令人不适的趋势，即使用孩子或他人的照片来增加认可和受欢迎程度，分享形式通常是"一张孩子在今年第三次家庭度假时吃冰激凌的照片"。尽管所谓的朋友们都吵吵嚷嚷表达着自己对照片里这个可爱小孩的喜爱，还对这条动态点赞，但细想一下就会发现，发布小孩吃冰激凌照片的动机一开始就和展现小孩的可爱没有半点关系。

对于要忙于照顾家庭和家人的成年人来说，在社交媒体上疯狂发帖与其说是一种发现自己的不同方式，不如说是为了满足在特定社交群炫耀自己社会地位的本能。事实上，地位作为在群体环境中生存的一种手段，是促进人类进化发展最有力的因素之一，而且社交媒体在这一过程中发挥着直接作用。此外，马里兰州美国国家心理健康研究所的新神经科学研究发现，纹状体——大脑会因金钱而被激活的部位在有关社会地位的实验中同样会被激活。纹状体会将目标转化为行动，同时也会激活奖励回路。正是因为纹状体和多巴胺受体受到影响才导致帕金森病。大脑会使人们追求更高的社会地位，而且人们自身也会想方设法达到他人的地位。研究人员在研究大脑对社会地位的反应时发现，大脑对他人社会地位的改变十分敏感，而且如果地位排名有所波动，大脑有时还会表现出巨大的压力。这些研究都有一个重要的发现——一个可能与社交媒体使用核心有关的发现：社交媒体本身并不会让人满足于舒适的生活和地位，不同社交媒体用户（"朋友"）之间的相对地位才让人的大脑感到满足。这意味着，如果发帖人的真实意图并不是帖子本身，那帖子背后的隐含信息才至关重要。

帖子中"隐藏的夸耀"才是真正意图，会让人们的大脑高速运转，促使人们想要在网上拼命追求认可。获得别人的点赞和赞美之后，前脑尤其是前额皮质会在功能磁共振成像中处于激活状态，这是因为大脑这一部位在理解自我关联内容方面起着重要作用。正如人们所知，前额皮质与理解、逻辑推理以及这种行为如何影响判断、决策有关。此外，在追求地位和关注的过程中，增加图片发布的违规程度或色情程度通常会使浏览这些图片的人更加放得开，可能会使发帖人在未来更新更加色情或更加奇怪的动态。

社交媒体让使用者有机会解开几千年来将人们束缚在不同社会阶层的纽带。任何拥有掌上设备的人都可以把网络人设当成黏土，将其塑造成自己想要的模样，而且不用考虑自己在现实生活中的地位或财富。这种对网络人气近乎疯狂的争夺足够真实也足够虚幻，使有些人一夜成名，而且正是这种未来可以成名的机会点燃了人们的在线社交动力。但网络媒体的阴暗面又是什么？

当然，也存在这种风险：社交媒体用户化身为某种生活的代表人物，并开始只为自己经营的网络人设而活。有项研究比较了X一代（1946-1961年出生）和千禧一代（1982年以后出生）的代际差异，结果显示，两代人的态度有很大差异。

尽管千禧一代似乎十分确信，与X一代相比，他们更加全球化、国际化且更具环保意识，但研究人员发现，千禧一代所做事情的动机更多是"金钱、名声和形象"，而X一代往往更关注"自我接纳、归属和社会"。这与千禧一代的说法大相径庭。此外，最近世界经济论坛的相关数据显示，相比战争、贫困、饥荒、冲突或政府管理等问题，千禧一代更加关注气候变化，而且（世界经济论坛称）他们是全球公民的典范。但圣地亚哥的研究人员发现，相比X一代，千禧一代下降最明显的是帮助治理环境的切实行动，这与他们受到的热烈赞扬形成了鲜明对比。

那么，为什么自我认知和真实情况存在巨大差异呢？这种自吹自擂的道德是社交媒体的一种影响吗？也就是说，网络上的"完美自我"比现实社会中有血有肉的自我更重要吗？众所周知，人们在社交媒体上看到收获大量"点赞"的照片或评论时，通常也会对其点赞，以获得同伴接纳和归属感。完全有可能的是，重度社交媒体用户会创造一些会引发共同感受的模因，以使自己的网络人设在社会中有所依附并存在意义，即使他们在现实社会中可能并不认可这些看法。而且如果人们的观点、态度只停留在网络层面，这种"化身效应"可能会对现实世界的政策、选举和激进主义产生严重负面影响。《赫芬顿邮报》博主兼体能教练伊林·格拉戈辛明确指出，社交媒体上有关个人身体形象的各种动态存在误导倾向。他提到了许多人都参与的"体形"趋势——男性和女性，尤其是女性满怀自信地展示着自我认为的身体"缺陷"，以证明自己并没有为其感到烦恼，仍然十分幸福，但格拉戈辛认为，这些照片只是在寻求自信和认可。格拉戈辛同时指出，男性也会通过疑似精心设计过的照片，来展示自己会在闲暇时刻锻炼身体。许多人都会发布这类照片，但这种行为的背后又存在什么动机？那就是，并非他们的健身有多特别，而是他们想要寻求认可。

社交媒体的阴暗之处在于，沐浴在阳光之下、享受着田园生活，这些精心编辑的照片之下实际上是压力、绝望和对社会地位的渴求。不列颠哥伦比亚大学的研究人员保卢斯和威廉姆斯创造了一种带有邪恶意味的标签：暗黑三联征，即精神病态、马基雅维利主义和自恋[1]。精神病态的特点是同理心较低、冲动性较强，自恋的特点是有优越感和过高的自我评价，马基雅维利主义的特点是有利用和控制的潜在意图。研究人员在研究人们有意识地、有时甚至煞费苦心地经营自己网络人设的过程中，充分了解了暗黑三联征。16~24岁这一年龄段的人平均需要16分钟来拍摄、重拍、编辑一张自拍照片，且每周平均需要5.5小时来拍摄这些照片。这与暗黑三联征有什么关系呢？大约14%的女孩会通过发布自拍照片来"让他人感到嫉妒，因为自己如此美貌"，而大约15%的女孩会通过发布自拍照片来"让某个和自己分手的人感到后悔"。这些并非完全以社交为目的。对于那些意图比较单纯的人来说，发布自拍照片是一种孤独的表现——而且不仅如此，难以深入的网络关系也会加深这种孤独感，让人甚至会更加频繁地发布自拍照片。

　　然而，这种表面的网络形象会不会对大脑与生俱来的作用过程产生影响呢？在线移动应用Tinder[1]会展示预期"约会对象"的照片，其用户如果不感兴趣就向左滑，如果感兴趣就向右滑。如果两位用户都向右滑动对方的照片，他们就获得了交流机会。这类网站就像方糖，会放大和加速大脑的本能，即瞬间决定某人是否拥有成为约会对象的魅力。事实上，科学家们利用功能磁共振成像数据测试了人眼评估魅力的速度和信度以及评估恋爱关系的匹配度。研究人员发现，人类的内侧前额皮质——负责做出判断的部位会根据眼睛观察对个人魅力做出近乎即时的判断。为了在线测试瞬时一瞥的信度和线下真实约会的信度，研究人员对同一测试组进行了"闪电约会"实验。在进行了5分钟的面对面在线直播交谈以后，受测人员发现，提前一瞥对方的照片会使线下约会的可能性超过60%。如果你看到有人在使用Tinder，那么他们可能每一秒钟都在滑动和评估照片。如果加快滑动的速度，或者有张可以同时显示几百张照片的巨幕，人们或许还能加快浏览速度，以和大脑的运行速度保持一致。Tinder的用户数量多达1亿，且用户每天滑动照片的次数高达14亿，这种狂热会让大脑与生俱来的本能得到满足，着实令人难以置信。

　　Tinder会使用Elo等级分制度（最初在国际象棋中用来评估相关技能）来判断用户的"吸引力"，其数据十分可靠，有80%的用户都在寻找长期恋爱关系，而剩下20%的用户则在寻找短期的性伴侣关系。因为对建立严肃恋爱关系缺乏认真对待，人们不禁会想在Tinder上成功配对的用户是否会格外表现出某些特征，而这些特征在线下恋爱关系的建立过程中则体现得没有这么强烈？

1　Tinder是国外的一款手机交友APP，作用是基于用户的地理位置，每天"推荐"一定距离内的四个对象，根据用户在 Facebook 上面的共同好友数量、共同兴趣和关系网给出评分，得分最高的推荐对象优先展示。

对于社交媒体对大脑结构影响的研究，科学界还有很长的路要走。基于体素形态学分析是一种可以让科学家观察大脑特定部位的技术，使用这种技术的相关研究表明，重度多媒体用户前扣带回（与失误检测和社会情绪控制相关的大脑部位）的灰质含量会明显减少。同样地，对于那些在网上泄露大量个人信息的人——"过度分享"者，其眶额皮质（在处理社会情绪奖励方面至关重要）的灰质含量会明显增多。但这些发现是否与使用社交媒体存在确切联系，又或者是否是性格外向者或自恋者的典型特征，此类问题仍未得到解答。不管怎样，科学家仅仅通过观察大脑结构，就能判断人们使用社交媒体的频率、分享动态的程度以及结交网络好友的多少。一旦营销人员掌握了这种技术，那整个世界在消费者眼里将会焕然一新。

人脑具有一种与生俱来的能力，即让人类能够将其基因信息传递给子孙后代。从本质上看，这意味着可以确保人类始终成为社会中可以发挥作用且有价值的群体，而且不仅在于配偶选择，还在于自我保护。社交媒体直接证明了人们与生俱来的一些本能——交际、归属感和价值感。如果将人脑的进化历程比作一团慢慢燃烧的火焰，那社交媒体就会使这团火焰变成熊熊大火，其结果就是人们的社交和心理都会崩溃，导致一种对原始认知的自我的夸张"弗兰肯斯坦"变体。我们拥有与祖先相同的原始大脑结构和本能，却生活在一个极其不同的现实世界。

🧰 脑科学研究

尽管人脑的生理变化十分缓慢，但人们周围的环境在近似疯狂地发生变化。不难看出，大脑并没有跟上环境变化的步伐，进而无法适应这些变化。又或者可以这样看待，大脑为了保护人类、让其生存下去，正在发挥其本能作用——不论是在肢体方面，还是在最大化个人基因特征方面。在这一层面，人类的确只是在利用大脑不可思议的能力。就像一匹训练有素的赛马，大脑也想要奔跑，而且想要快速奔跑，但人们不能只是因为感觉良好就让大脑永无止境地奔跑下去。就大脑赖以进化发展的技术而言，如何减少其诱惑，这就是当今时代的问题所在。

通过保护年轻人和弱势群体免受暴力和虐待的恐怖经历来缓解他们的压力，这种做法似乎只是一个简单的开始。但即便如此，也未取得成功。人脑是一种构造十分独特的器官。尽管人类只开发了10%的大脑潜能这种说法并不真实（人类其实开发了100%的大脑潜能），但科学家们仍发现了许多与大脑不同区域功能有关的事实，而正是这些大脑结构塑造了人类。大脑的发展历程一直是个热门话题，神经科学家们揭示了大脑在许多重要阶段所完成的巨大认知飞跃，例如在大约25岁会进入成年期以及四十几岁的一些变化发展（髓鞘形成）。

随着科学家们对大脑的认识越来越广，人们也逐渐意识到，相比大脑本身各个部位的不同功能，对大脑的科学研究似乎更有乐趣。脑科学旨在研究大脑如何与周围环境相互作用以形成各种行动、各种关系和各种社会。从瑞士契约童工和经历战争的儿童遭受的毒性压力，到屏幕时间和学习的新型渠道，再到社交媒体对思维方式的影响，脑科学从解剖学和生理学出发，发展到了以一个更加综合、更加全面的视角在人类生活的环境中来对其进行研究。尽管大脑具有可塑性，但人类许多生存本能仍是与生俱来的。

了解大脑对日常行为的影响不再单纯是神经科学家们的兴趣所在。在美国公共广播公司的一次采访中，《发展的大脑》一书的作者丹尼尔·西格尔这样说：目前包括人类学、心理学、语言学和系统学在内的许多学科都想从不同角度研究大脑。大脑对于驱动人类行为至关重要，而事实上，对大脑及其这种作用的研究与爱德华·奥斯本·威尔森提出的"一致性"没有什么不同，而一致性指的是不同学科相互交叉来研究同一个问题。

也许正是因为一致性精神以及大脑尽其所能，人们才有可能在探索新型适应性策略方面取得最大进展。人们正在解决的难题需要一种可以将生物科学和社会科学结合起来的能力。科学技术的发展速度前所未有，且人们目前正在努力理解、应对这种发展；在此背景之下，人们可能会构建现实生活的永久社会复制品。这场危机目前正在上演，尤其是在能力最弱、思想最不成熟的群体之中。人们需要了解这些趋势，以引起关注、做出改变以及保护人类最珍贵的财富——子孙后代的健康幸福。

┃ 参考文献 ┃

1. Paulhus D, Williams M. The dark triad of personality: narcissism, Machiavellianism, and psychopathy. J Res Pers. 2002; 36 (6): 556–63.

第四章

幸福的内涵

　　根据联合国发起的幸福活动，全球最不宜居的地方是一个叫作"敌托邦"的虚构国度[1]。"敌托邦"与"乌托邦"完全对立，是一个不存在于现实世界的地方；在那里，人们生活在痛苦和不幸之中，毫无幸福可言，而且每天都感受着痛苦、贫穷、饥饿和不安。联合国曾对幸福做过相关调查，最终报告显示，从数据或理论方面来看，世界上任何一个国家的生活条件都要胜过无情的敌托邦。直到幸福指数的统计人员决定深入了解中非共和国时，这种认识才被打破。在这个位于非洲中部的国家，人们过着极端不幸福的生活，因此，为了使敌托邦在数据统计方面处于幸福阶梯的最底端，即作为最糟糕的一个国家，幸福指数的统计人员不得不将敌托邦在幸福阶梯上的等级从2.33降至1.85。如果不对痛苦生活的标准进行调整，中非共和国就会成为世界上生活条件最差的国家，甚至不如敌托邦这个最不幸福的虚构国度[2]。

　　事实上，现实比想象的还要糟糕。中非共和国人民的平均工资要比美国人少99%，且平均寿命要低28年[3]。中非共和国被联合国认为是当今世界的"复杂紧急事件"所在地，是全球最不幸福的地方；而人道主义援助受到严重阻碍或是因战争或政府、法律和秩序崩溃而无法提供时，就会使用"复杂紧急事件"这种说法。事实上，中非共和国的幸福指数比饱受战争摧残的阿富汗和叙利亚还要低，也比经济严重崩溃的委内瑞拉低；而在委内瑞拉，政治危机引发了公众卫生紧急情况，从而导致许多儿童因为药物缺乏而死在医院[4]。中非共和国有一半人口都迫切需要即时的人道主义援助，其中包括100多万名儿童——这些儿童有40%都营养不良[5]。

但即使可以获得援助，代价也十分惨痛，因为中非共和国已经成了联合国维和人员进行性暴力事件的大本营[6]。的确，这里毫无幸福可言。

再来看看幸福天平的另外一端。联合国2017年的《世界幸福报告》显示，幸福指数最高的几个国家离得很近。排名第一的是挪威，它是世界上最幸福的国家，紧随其后的是丹麦、冰岛、瑞士和芬兰[7]。而且生活在这些国家的人不单单是因为多雪的冬天、鱼汤和牛奶什锦早餐才感到格外幸福。根据幸福社会的六大关键指标（关怀、自由、慷慨、诚实、健康、收入）以及良好治理进行衡量，这五个国家为个人和社会幸福的滋养提供了沃土。相比之下，加拿大和美国尽管本身也很不错，但在幸福阶梯上的位置稍微靠后，分别排在第7名和第14名[7]。从数据统计方面观察，在国家竞争的过程中，生活标准和经济健康之间的差距在迅速扩大。例如，将加拿大与挪威相比，挪威人要比加拿大人多挣近30%的钱，且自由休息的时间也要多20%[8]。难怪他们会那么幸福！

除了联合国的《世界幸福报告》，经合组织还发布了一份有关生活满意度的调查报告，名为"更好生活指数"。意料之中，挪威仍然高居榜首，紧随其后的还是瑞士、丹麦、冰岛和芬兰等国[9]。按照就业、收入、住房、医疗和教育等有关财政的"良好"标准进行衡量时，澳大利亚和美国名列前茅。然而，如果去除以收入为导向的一些标准，转而关注"社会、生活满意度及工作–生活平衡"，美国的排名就会大幅下降至中间位置，而北欧国家则全部排在前几名（新西兰和加拿大是排名靠前的两个非北欧国家）[10]。是什么让人们感到更加幸福和更加满足呢？与金钱有关还是无关呢？

🧳 金钱与幸福

"金钱买不到幸福"这句名言众所周知，而且经常会和另外一句名言搭配使用："好吧，金钱也不会带来痛苦"。例如，人们通常认为，钱赚得越多，自己就越幸福。这在一定程度上并没有错，但一般来说，从个人层面看，研究似乎并不完全认同这一普遍看法。事实上，南加州大学经济学家理查德·伊斯特林就这一问题做过一些极具新意又极具争议的研究。研究表明，一个国家持续增长的国内生产总值

（GDP）与其国民的自我幸福感并不成正比。GDP越高并不代表幸福指数越高，这种似乎有违常理的关系让科学家们创造了一种说法来描述伊斯特林的发现——伊斯特林悖论。然而，涉及个人收入时，情况就会变得有所不同。就个人财富而言（相对于GDP），金钱似乎可以买到幸福，但只是在一定程度上。如果个人收入可以让人摆脱过度担忧以享受实实在在的舒适和自由，那么幸福感就会在一定程度上随着个人收入的上升而增加。此外，该研究同时表明，更高水平的个人收入和价值不菲的玩物似乎并不会使幸福感持续增加。

然而，这些发现本质上与实际收入水平无关，而是与同个人生活成本相匹配的收入水平有关。事实证明，6万美元的中等收入就能在密西西比州、田纳西州和肯塔基州过上美好且幸福的生活，但要是想在夏威夷过上同等幸福水平的生活，就需要12万美元[11]。因此，如果没有达到这些收入水平，那收入越高，就越幸福；如果超过这些收入水平，那收入越高，幸福感的增加程度就会越小。

但是，对于那些有能力走出日常生活的"仓鼠轮"去法国蓝色海岸享受"盛夏"，或者乘着超级游艇沿着波光粼粼的克罗地亚海岸线航行的个人和家庭来说，幸福水平会更高吗？不出所料，答案是肯定的。这种富裕确实会带来幸福，但更多情况下表现为生活满足感。满足感往往用来衡量人们的收支情况，尤其是与他人相比较而言。而且满足感并不总是能够衡量人们内心感受到的幸福程度或者人们感受到的快乐程度。超级富豪可能有超高的生活满足感，但是他们仍然会感到担忧，仍然会缺乏快乐，而且超级富豪甚至会为钱忧虑。

盖洛普世界民意测验将幸福分成两个部分进行分析：生活满意度和生活愉悦感。盖洛普调查了132个国家的13.6万人，发现钱越多，生活满意度就越高[12]。对于以微笑、笑声和内心平静等来衡量的日常生活中的愉悦感来说，创造难忘愉快时刻、真正定义生活品质的却是社会生活体验——与朋友、家人和爱人间的联系。

尽管如此，有证据表明，从瑞士到斯威士兰，全球各个国家、各种文化都将追求金钱视为通向幸福的道路。因此，人们往往认为，富裕国家的生活水平较高，因而其民众的整体幸福感就较高。但是，为什么像哥斯达黎加这样的中等收入国家会比美国这样的高收入国家表现出更高的自我幸福感呢？要知道就人均GDP而言，美国要比哥斯达黎加高500%。

华威大学的一项研究可能会解开人们的疑惑。这项研究名为"英国家庭小组调查"，分析了80000多名参与人员不同收入水平下的生活满意度[13]。研究人员发现，收入提高，个人的生活满意度就会提高，目前来看这也合乎常理。然而，如果在同辈群体中按收入高低对个人进行排名，那么排名较高的人通常生活满意度较高，排名较低的人通常生活满意度较低。不论这些参与人员的收入在现实生活中是什么水平，这一发现都具有普遍意义。这意味着，不管富有还是贫穷，与同辈群体进行比较的方式是决定生活满意度的重要因素。这项研究的首席研究员克里斯托弗·博伊斯称，衡量生活满意度的不是绝对财富，而是相对财富——更准确地说，是相对社会地位。问题在于，相对排名是有条件的。理论上讲，独占鳌头的只能有一个人，而其他人私下或多或少都不会感到那么满足。

但如果相对排名如此重要，那为什么人们不同那些没有自己富裕的人进行排名以在不看好未来时获得某种程度的满足呢？博伊斯发现，就排名而言，大多数人总是以排名较高的人为基准，而很少有人会拿自己与排名较低或地位较低的人进行比较。

当人们将富裕的美国与不那么富裕的哥斯达黎加进行比较时，这一切也都成立。有关这两个国家的文化分析表明，两国民众在理解和重视地位及排名方面存在巨大差异。吉尔特·霍夫斯塔德因对国家文化维度的研究而为人熟知，他在其创建的"国家对比"网站上表示，哥斯达黎加展现了一些独特的文化标志，其中有两个在谈及满足感和幸福感时值得一提。首先，哥斯达黎加就"阳性文化"而言在所有拉美国家中排名最低。阳性文化通常被用来描述一种对竞争和成功的崇尚程度较高的文化。阳性文化背后的动机更多的是"想要做到最好"（一种明显的地位问题），而阴性文化背后的动机更多的是"喜欢自己所做的事"[14]。与哥斯达黎加形成鲜明对比的是，美国处于这个范围的另外一端，拥有程度极高的阳性文化，这意味着，地位和排名在美国文化中至关重要，人们总是想要比别人做得更好，而这与生活满足感直接相关。

🧰 个人主义与集体主义

就衡量文化的另外一个因素——个人主义与集体主义，哥斯达黎加表现出更加强烈的集体主义思想，因而往往更加重视集体；而美国则表现出强烈的个人主义思想，这意味着人们会率先考虑自己和直系亲属而非他人。在美国，个人主义和阳性文化的结合会使人们想要超越他人，从而为追求地位创造一种高度竞争的环境，而这种激烈竞争在哥斯达黎加根本就不存在。当与有关幸福的研究进行比较时，哥斯达黎加较高水平的生活满意度似乎与其不愿从社会地位和社会排名中获得意义的文化倾向有关。在一种文化中，如果竞争和相对排名至关重要且收入水平的榜首只能存在一人，那这种心理排名就意味着，除了榜单首位，其他人私下或多或少都会对自己的生活感到不满[13]。

但并不是说，竞争没有任何好处。事实正好相反，竞争会让人们成为最好的自己。的确，竞争不仅是地球上配偶选择、繁殖和日常活动等生存生活的基础，还能让人离开沙发，去寻找优质工作并为之奋斗，从而过上更加富裕、更加美好的生活。当然，以美国和哥斯达黎加之间的对比为例，竞争是否总是让人们私下感到不快和不满足呢？挪威表示，事实并非如此。

挪威在2016年被评为世界上最幸福的国家，其文化的阳性程度排名倒数第二，高于瑞典（另外一个幸福指数较高的北欧国家）[15]。然而，挪威在个人主义方面得分也较高，也就是人们会优先考虑自己而非他人。这与哥斯达黎加的集体主义不同，似乎陷入了一种悖论：一种文化重视生活品质及生活体验而不在乎追求胜利和社会地位的同时，却将个人及家庭而非集体置于突出地位。一般来说，挪威人往往重视隐私和直系亲属；相比之下，集体主义文化更加注重在集体中分享生活和空间。就像其他北欧国家的民众一样，挪威人似乎拥有一种独特能力，他们认为世界美好且公平，必须体验和享受生活的每个瞬间，但同时也要照顾自己，将家人的需求放在首位。挪威的文化就是大多数人在海报上宣称的一种文化：在通往成功的道路上，不要忘记停下脚步，闻一闻玫瑰花的芳香。挪威人的内在处世方式其实是一种提升自我的竞争和动机，这比进步必须由排名来体现的狭隘观点要更加精妙。所以，结束了一天的繁忙工作之后，挪威人会去欣赏午夜太阳[1]，和家人一起享用鳕鱼干。

挪威人也比美国人更加健康。事实上，从衡量健康和医疗保健的每个标准来看，挪威人都更胜一筹。除此之外，挪威人不仅寿命更长，生活也更美好、更健康。原因可能在于他们经常食用腌制鲱鱼以及经常进行越野滑雪，还可能在于他们拥有更加先进多样的医疗保健渠道。但是，挪威医疗保健支出占其GDP的9.7%，

---

1 午夜太阳，又名白夜，顾名思义，就是在午夜12点的时候能够看到太阳，这种现象又称极昼或永昼，是在地球的两极地区（极圈以内的地区），一日内太阳都在地平线以上的现象，即昼长等于24小时。

远低于美国的17.1%[16]。美国尽管在医疗保健行业投入了巨额资金，但就预期寿命而言仍落后于其他富裕国家和许多非富裕国家。日本是世界上预期寿命最高的国家，但其医疗保健投入要远低于美国，仅占其GDP的10.2%。而且许多中等收入国家即使没有在医疗保健行业投入大量资金，其国民也拥有较高的预期寿命。这不禁让人思考，还有没有以经济标准衡量健康的必要呢？

长寿的秘密

《纽约时报》畅销书作家丹·比特纳曾在世界各地寻找百岁老人和超级百岁老人聚集最多的地方[17]。比特纳共找到四处隐居地，而生活在这些地方的居民颠覆了传统的老龄化统计数据。比特纳的《国家地理》团队会用蓝色记号笔在地图上圈出这些小型聚居地，所以将其称为"蓝色地带"。这四处地方分别是意大利的撒丁岛、日本的冲绳岛、哥斯达黎加的尼科亚半岛以及希腊的伊卡利亚岛。生活在这些地方的人尽管收入不高，寿命却特别长。而且可以想象，他们已经成了目前地球上的重点研究对象。研究人员已经进行了许多大规模的研究，通过测量这些长寿人群的骨骼长度、DNA等来深入发掘其生物标志物。显然，诸多疑问和看法的焦点在于，这些地区的人为什么更长寿。是因为他们的基因比较特殊（几乎封闭）吗？还是因为与环境有关？又或者是因为他们的生活方式和饮食习惯？

正如人们所料，生活在这四个聚居地的居民都表现出极其良好的健康生理指标，而且在很多方面表现出小于实际年龄的生物标志物。其动脉粥样硬化、脑卒中、心脏病、骨质疏松、阿尔茨海默病和抑郁症的发病率较低，蓝色地带的人们似乎符合几乎所有衡量健康的标准。而且这与社会经济地位（众所周知的健康指标）也没有关系，因为与高GDP国家相比，这些地区一点也不富裕。但是这些地区的健康水平与富裕国家形成了鲜明对比。哥斯达黎加尼科亚半岛上60岁居民活到100岁的概率是美国人的4倍，尽管美国的医疗保健支出是尼科亚半岛的5倍[18]。

比特纳等人确认了这四个区域存在九大共同之处：锻炼主动合理、生活目标明确、生活压力小、饮食量较少、肉类摄入较少、适量饮酒、拥有精神寄托、与亲朋好友关系密切以及社交网络强大且活跃。

尽管许多制药业巨头一直在寻找并希望带走这些人的不老秘诀，而且有家英国公司甚至买下了大约13000个撒丁岛人的基因和血液记录，但越来越多的科学家将关注点放在了蓝色地带人们长寿的非生物医学方面。因此，人们将再次看到通过结合生物科学和社会科学来观察健康的有利之处。

除了农业生活方式、繁忙的户外劳作及日常频繁的走动，人们认为长寿的一个重要特点是乡村邻里之间紧密的社交联系。这些地区的人们不仅在一起生活工作，而且会相互关心照顾。老人之间尤为如此，他们仍是家庭的一部分，仍然从事农活家务，还会从生活的重大意义和他人的依赖中找到慰藉。

很多分析人士都认为蓝色地带文化属于集体主义文化。但集体主义也多种多样，其中一些与政治独裁主义和其他不光彩的政治现实密切相关。许多虚假集体主义通常都属于垂直集体主义，即要求个人放弃自己的个性和权利，向权威低头。这些都不是让人感到幸福的地方。而水平集体主义文化往往会着眼于广大群众的健康，而不是让人们服从一个高高在上的独裁者。

但集体主义可能有一个方面能让人们活得更长——那就是帮助人们减轻压力。这可能是因为人们知道自己在世界上并不孤单，遇到困难时会有他人帮助，而且老了以后仍然可以有意义地生活并被珍惜。然而，为了深入了解这种导致长寿的潜在因素，人们需要了解人体最基本的组成部分。

🩺 端粒长度与寿命

人体由大约40万亿个细胞组成，且每个细胞的细胞膜内都存在一个体积不大的细胞核，而细胞核内有23对共46条染色体。其中22对染色体男女都有，只有一对染色体会决定性别。细胞分裂后会形成新的细胞，而分裂过程中染色体也会两两进行复制，但复制结果并非毫无差别，也就是说其末端在复制过程中不能完全复制。如果对这种缺失不加以控制，就会导致染色体在每次复制以后变短一截，从而导致DNA缺失，严重破坏生命生态平衡。

为了弥补这种DNA缺失，染色体末端会附着一小段端粒。端粒含有与染色体相同的DNA信息，因此染色体进行复制时，一小部分端粒会用来弥补两条染色体长度的缺失，从而避免DNA信息丢失。通过这种方式，细胞就可以避免丢失重要的DNA信息。事实上，端粒常被比作鞋带两端防止鞋带脱线的金属箍。金属箍的作用就是，避免系鞋带时造成鞋带的严重磨损和脱线。

在染色体复制过程中，一小部分端粒会用来弥补染色体长度的缺失。细胞分裂50~70次后，染色体的端粒就会无法继续缩短，从而无法保护染色体，最终导致染色体无法再次进行复制。如果人体所有细胞都在经历这一过程，即为"衰老"，而人们最终会衰老而死。人们还是胎儿时，端粒其实特别长，大概15000碱基对（用来表示端粒长度的单位）。出生以后，端粒就会缩短至10000碱基对，随着年龄的增长，端粒会持续缩短。事实上，人们每年都要失去40~50碱基对，而端粒长度只有大约5000碱基对时，人们就会逐渐变老，最后死亡。其实可以计算一下，这意味着，人类的寿命上限是120岁，这也是许多科学家设置这一上限的原因。请记住，端粒会随着人们年龄的增长而持续缩短，直至人们死亡。

然而，加州大学伯克利分校伊丽莎白·布莱克本教授发现端粒在某些特殊的情况之下不会缩短，而她也因此荣获诺贝尔生理学或医学奖。布莱克本发现一种酶，并将其命名为"端粒酶"，她发现这种酶可以防止端粒变短[19]。奇怪的是，癌症似乎就是一种可以充分利用端粒酶的细胞无限增殖过程——维持癌细胞生命，使其一直活跃。但正常细胞似乎并没有像癌细胞中那么多的端粒酶。直到哈佛大学的科学家们认识到如何激活啮齿动物体内的端粒酶，这一看法才发生了改变。那实验结果如何？科学家们在一定程度上逆转了衰老过程，尤其是逆转了大脑疾病和不孕不育[20]。端粒会随着年龄的增加而逐渐缩短，因此端粒长度就成了衡量年龄和老化程度的标准——有些科学家将其称为"终极"生物标志物。事实上，凯萨医疗机构的"基因、环境和健康研究队"进行过一项里程碑式的研究，他们对11万人进行了研究，证实了端粒的确是衡量生物年龄的最终标准[21]。

研究人员通过观察发现了蓝色地带居民的几个健康生物标志物，其中有一个脱颖而出。你猜对了，就是端粒长度。哥斯达黎加尼科亚半岛居民的端粒要明显比其他地区居民的端粒更长，这意味着尼科亚半岛居民比其他地区的同龄人在生理上要年轻20岁[22]。为了解释尼科亚半岛居民端粒更长的原因，研究人员分析了遗传、饮食、环境和锻炼等19种生物因素[23]。尽管存在许多反对的声音，但饮食的确不会使端粒变长。事实上，尼科亚半岛居民在饮食、肥胖和血压方面的表现还不如其他哥斯达黎加人[23]。此外，尼科亚半岛居民十分贫穷，因此有关健康和收入的基本社会经济假设也无法解释这些居民端粒更长的原因。后来，科学家们偶然发现了一个关键事实——独居尼科亚人的端粒更短。也就是说，对于独自生活的尼科亚人来说，蓝色地带居民长寿（端粒更长）的这种特点完全消失了。

由于尼科亚人要比其他哥斯达黎加人更喜欢生活在一起，独居会影响端粒长度的说法开始获得关注。事实上，有人认为尼科亚半岛居民端粒更长（寿命更长）的首要原因在于：他们认识到，个人是家庭和社会中不可或缺的一部分，而家庭和社会可以给予个人力量和支持，因此，他们所受到的压力相对较低。个人的这种情感支持、简单的农业生活以及对阳性文化关注较少的文化，这些都意味着，尼科亚人等蓝色地带居民会更加重视彼此间的关爱照料，也许在老年人中情况更是如此。

可以将其与有关宾夕法尼亚州罗塞托居民的著名故事进行比较。罗塞托的奇特之处多年以来一直困扰着传统医学。

故事开始于1884年，当时有一批意大利人移民来到宾夕法尼亚州利哈伊谷的一小块飞地。这些意大利人从意大利东南部普利亚地区的罗塞托出发，想从宾夕法尼亚州重新开始，包括开发该地区的板岩矿。抵达后不久，他们就建立了一个山顶小镇，并将其命名为"罗塞托"，也就是他们在意大利的居住地的名字。

除了在条件不利于健康的矿井工作，这些意大利移民还会抽未经过滤的雪茄、不加节制地大量饮酒、食用饱和脂肪极高的食物。然而，尽管存在这些健康隐患，从20世纪50年代中期到20世纪60年代初，罗塞托的意大利人从来没出现过一例心脏病。这引起了俄克拉荷马大学医学系主任史都华·沃尔夫博士的注意，他曾在波科诺山买过一些地皮，然后纯粹偶然地发现了罗塞托小镇的奇特之处，并与一位同事对罗塞托小镇居民的低死亡率进行了研究。

沃尔夫博士决定调查罗塞托小镇居民不患心脏病的原因。就整个美国而言，心脏病的发作风险会随着年龄的增加而增加，但沃尔夫出乎意料地发现，罗塞托55~64岁居民的心脏病发病率为0[24]。可以说，罗塞托居民颠覆了所有传统认知。经过广泛调查之后，沃尔夫最终得出结论，认为罗塞托意大利人的任何一种行为都无法解释他们为什么不会患心脏病。相反，他们的大多数习惯会让人觉得他们应该有很多健康问题以及更高的心脏病发病率。不论是矿井艰苦的工作条件，还是过度抽烟喝酒，又或是食用高脂肪食物，这些都不是有利于健康的生活因素。

然而研究人员发现，相比其他社会群体甚至整个美国，罗塞托意大利人具有一个十分突出的特点。那就是所有罗塞托居民之间存在一种极其紧密的社会纽带，而且他们之间的生活方式也十分平等——人与人之间几乎没有攀比欲望。罗塞托意大利人之间的紧密关系通常会调和生活水平的高低。这表现为，财富不会公开，而且经济受挫的人也会得到邻居和家人的鼎力支持。

罗塞托有位居民认为罗塞托镇的生活状态可能源自意大利的郊区街道——椅子面向街道，摆放在房子外面的马路边缘。到了晚上，家家户户都会坐在屋外的椅子上，不时和路过的行人聊聊天。这种生活模式源自意大利南部的"漫步"传统，即在晚间悠闲缓慢地散步，大家通常会精心打扮一番，借机夸耀一番自家刚出生的小孩儿，有时还会找个地方小酌一杯，而且通常会和周围邻居拉拉家常。这种感觉舒适又恬静。

罗塞托居民都会感到十分安心，而且人们也不会攀比自己的社会地位，这意味着，罗塞托居民会拥有极高的生活满足感和幸福感，而反过来这些感觉又对他们的身体健康大有裨益。

1992年，也就是沃尔夫博士进行了几年研究以后，他和自己的好友、社会学家约翰·布鲁恩博士共同发表了一篇名为"罗塞托效应"的学术论文，向医学界展示了他们有关罗塞托的发现。他们在论文中得出结论，认为罗塞托居民心肌梗死率较低的原因不在于某种神奇的药物、食物或者锻炼，而在于罗塞托存在"强大的社会凝聚力和同质性"[25]，然而这一观点极具争议。沃尔夫一开始的主张并没有那么绝对，他只是称，当地人的饮食习惯和明显的肥胖率与其心肌梗死发病率几乎为0的现象有所矛盾[26]。为什么前后语气会有所差别？这是因为，罗塞托居民在和美国社会密切融合的30年里，对心脏病独特的免疫能力也随着亲密依赖关系的流失而消失殆尽。沃尔夫本人曾在1963年预测，一旦罗塞托意大利人的社会价值观开始分崩离析，那他们保护心脏的生活方式就会逐渐毁坏。而且沃尔夫解释称，这种预测的确变成了现实：随着第一代罗塞托意大利人逐渐去世，第二代和第三代人会离开家乡去上大学，而他们回来以后通常会选择一种奢侈的生活方式——购买豪车豪宅并追求一种与其身份相匹配的社会地位[27]。随着这些社会变化的发生，在不到一代人的时间里，罗塞托意大利人的心脏病发病率就翻了一番，与美国其他地区的平均发病率持平。

沃尔夫博士最初的观察和思考是，相比饮食习惯和日常行为，社会生活会以同样程度或在更大程度上影响身体健康，但其医学同事对这种观点提出了许多质疑。沃尔夫后来观察到"罗塞托效应"随着"传统"罗塞托生活方式的分崩离析而逐渐消失，而他对于这种现象的研究使其观点更具科学性。

是什么让罗塞托的社会结构相比抽烟或食用高饱和脂肪食物对健康产生更大影响？是社会相互依赖——人们可以共同承担生活挑战而造成的低压环境？还是居民之间会密切关心和帮助而带来的生活满意度？是多代同堂家庭中存在持续不断的社交联系？还是不用因为社会地位排名而深受巨大的压力和担忧之苦？是美食、好友和好酒带来的快乐？还是所有这些因素的独特组合？

对于沃尔夫博士来说，在罗塞托，身体健康最明显的一个标志就是，伴随平等和关爱他人的社会阶层结构而产生的巨大幸福感。目前有些研究表明，可能源自生活不满和不安的压力往往会在生理上切实影响衰老的生物标志物，例如缩短端粒、降低端粒酶的活性以及增加细胞氧化，这些都有可能使人们出现疾病和退化。这种压力还会加快衰老速度。在一项针对承受严重慢性压力女性的研究中，如果按照端粒长度进行计算，研究对象比其实际年龄要大整整10岁[28]。那这种压力有多少来源于自身呢？

🩺 社会比较

1954年，社会心理学家利昂·费斯廷格提出一种论断，认为人们有持续审视生活的强烈需求，而其中一个主要方式就是，将自己与其他处在相似生活环境中的人进行比较。费斯廷格的研究后来催生了"社会比较理论"[29]。这一理论假定，人们通常会选择一个与自己相关的比较目标，因为这可以帮助人们更加准确地进行自我评估。就其地理位置、生活方式、收入或工作而言，比较对象离自身现实生活越远，比较参考价值越差。通常认为，人们在比较的过程中永远不会得到满足，因而会持续不断地出现焦虑。有趣的是，费斯廷格的研究表明，男性通常不会与那些情况与自己相距甚远的人进行比较，而女性则往往会与那些情况完全不同于自身的人进行比较。这种情况尤其适用于身体形象的比较。

在南太平洋的维提岛（斐济的主岛），土著居民过着幸福而简单的生活。当地居民的一个特点就是他们的体形健壮敦实。在当地，微胖要比纤瘦更受欢迎。绝大多数妇女和女孩对自己的体形都十分满意，也不存在进食障碍或身体畸形恐惧症。

人类学家、流行病学家、医生和精神病学家安妮·贝克尔博士在其职业生涯的大部分时间都在研究进食障碍。如今，贝克尔是哈佛医学院进食障碍研究中心的主任。贝克尔博士在1982年首次研究了斐济人的社会生活，当时她还是在斐济进行人类学田野调查的一名研究生。她指出，斐济人的整个社会结构都围绕着享受食物以及分享食物的社会纽带。贝克尔认为，斐济人的日常生活主要包括准备餐食和享用餐食。而且这是一种美好的生活。家人、邻居和朋友聚在一起分享着彼此的美食，并在这种集体满足感中相互聊天进行放松。

贝克尔对斐济人尤其是斐济女孩的生活进行了长达20年的研究，最终发现了相互比较和身体畸形恐惧症的影响，为之后进一步研究奠定了基础。贝克尔发现，1995年以前，斐济女孩和妇女中根本不存在进食障碍；而1995年以后，一切都在发生变化。1998年，贝克尔对斐济女孩进行了一轮采访，结果发现有11.3%的女孩会在饭后催吐，以达到减肥的目的[30]。到2007年，贝克尔在斐济主岛维提岛带头进行了一项大型研究，她发现，近一半的年轻女性会在饭后催吐[31]。是什么导致了这种快速改变以及这种明显的公共卫生紧急情况？贝克尔称，到了20世纪90年代中期，美国电视剧首次进入斐济人的生活。最受当地人欢迎的电视剧是《飞越情海》和《飞越比弗利》，而这两部剧集中的女性都美丽年轻、广受欢迎且身材纤瘦。美国黄金时段电视剧引进斐济之后，原先在当地不为人知的身体畸形恐惧症和抑郁症开始飙升。贝克尔指出，节食的欲望在看过这类电视剧的人群中更为强烈。朋友之间也会相互指指点点，告知彼此太过丰满，这就导致维提岛有一整代年轻人都出现了自我厌恶以及持续不断的抑郁情绪。而这又是社会因素影响健康的一个例子。

🩺 社会关系与健康

社会关系、压力和长寿之间的联系和那些相爱一生的故事一样常见。

90岁的伯纳德·乔丹曾偷偷溜出和妻子艾琳共住的养老院，去参加诺曼底登陆70周年庆典，随后他的生活和爱情故事占据英国新闻头条，还俘获了英国人的心[32]。诺曼底登陆后的80天内有25万士兵为解放纳粹势力顽固的海岸而牺牲了自己的生命，或许是在这种精神和记忆的鼓舞之下，伯纳德才决心要去参加庆典。伯纳德将自己的皇家海军勋章别在胸前，再穿上一件外套将其遮住，告诉养老院的护工他要出去散散步。几个小时以后，他登上了一艘横渡英吉利海峡的渡轮，准备前往法国。之后警察开始寻找伯纳德，一些年轻的退伍军人打电话告诉警察，伯纳德仍然健在，只不过在诺曼底的一家旅店等着参加诺曼底登陆周年庆典，然而这起人口失踪案件很快就成了一个有关祖国英雄的故事。报纸头条讨论的都是这位"了不起的逃跑老人"，许多人都觉得这位上了年纪的英国军官体现了二战那一代人永不投降的精神。伯纳德回到英国的养老院后，已经不再需要隐藏自己的勋章，他成了一位国家英雄，象征着诺曼底登陆的英勇胜利。伯纳德回到英国以后还庆祝了自己的90岁生日，收到了200多张生日贺卡。

然而，伯纳德的故事并没有就此结束。他在参加诺曼底登陆周年庆典的同一年去世，享年90岁。随后伯纳德再次登上新闻头条，原因不仅在于他不幸去世，还在于他的妻子仅在一周之后也不幸去世，享年88岁。伯纳德和艾琳已经结婚50多年，两人形影不离。当时认识这对夫妇的布莱顿市长称："她可能放弃了活下去的意志[33]。"对于许多人来说，这似乎是一个有关灵魂伴侣的感人又浪漫的故事，而灵魂伴侣之间存在一种紧密联系，可以帮助那些找到真爱的人一起走过生命旅程以及死亡旅程。

可以肯定的是，伯纳德和艾琳的故事因为伯纳德著名的"大逃跑"而广为人知，但这对夫妇仅隔一周就相继去世，这也引起了一些研究人际关系、幸福和健康的人的兴趣。在莎士比亚的《罗密欧与朱丽叶》中，罗密欧的母亲蒙太古夫人得知儿子被流放后"心碎而亡"。小说中经常会有过度伤心导致丧命的情节，那在现实生活中，情况又如何呢？

美国国家橄榄球联盟和加拿大足球联赛橄榄球四分卫传奇人物道格·弗鲁蒂的父母结婚56年，却在1小时内相继去世。道格的父亲理查德（迪克）·弗鲁蒂先在医院因心脏病而不幸死亡，1小时后，道格的母亲琼也因心脏病突发而死亡。与此相似的还有另外一个案例，因出演《星球大战》中莱娅公主而名声大噪的著名好莱坞影星凯丽·费雪在航班降落美国15分钟之前遭遇了医疗紧急事故。费雪虽然被紧急送往医院，但还是在四天后离开人世。她的母亲黛比·雷诺兹悲痛欲绝，在第二天（实际上是当天晚上）也不幸离世。最后，人们为这对母女举行了一个葬礼。

医学界将心碎综合征称为"章鱼壶心肌病"，这是因为日本研究人员注意到，心碎综合征患者左心室的形状与日本捕捉章鱼的陶瓷篓的形状相似。心碎综合征经常会被误诊为心脏病，只有经过仔细检查才会发现，这种综合征并不具有心脏病的许多特点，例如血管阻塞。心碎综合征的发病原理是，左心室似乎会在一阵强烈的应激反应下暂时增大，从而无法正常泵血。尽管心脏其他部位可能会加剧收缩来进行弥补，但这种情况一旦出现，身体的主要血液流动就会切断，使人出现类似典型心脏病导致的心源性休克。事实上，心源性休克会使身体失去主要血液流动，导致组织缺氧，成为心脏病致死的一个主要原因[34]。

挪威有研究发现，就同居夫妻而言，一方离世后的一周之内，另一方会有出现心碎综合征的重大风险。而有些研究发现，一方离世后，另一方在随后两年内的死亡风险要大于其同龄人，而且这种风险在前三个月最大[35]。当然，这类研究必须兼顾多种影响在世一方健康的因素，例如睡眠质量不佳、营养不良、不重视或不使用药物疗法、过度使用酒精、抗精神病药和止痛药以及抽烟。排除这些生活方式因素，有研究对6万名丧偶人士进行了调查，结果表明，对长期同居的夫妻来说，一方离世以后，另一方的死亡风险要远远大于其同龄人。

人际关系对健康会产生深远影响。但是人际关系等专属人类的东西会对健康产生什么影响，对此，人们的认识和理解仍会因追求次要目标而大幅度弱化。更糟糕的是，人们事实上可能正在主动追求一些对健康明显有害的状态，同时还幻想着创造更加健康的生活。

"哈佛成人发展研究"可能是世界上历时最长的一项人类发展研究。1938年，哈佛大学的研究人员先后招募了268名哈佛大学二年级的学生（其中包括未来的总统约翰·F.肯尼迪）以及456名波士顿市区贫困家庭的男性，并要求他们参与一项纵向综合性健康评估，内容包括常规体检、血液检测、人际关系状况和生活目标等。这项研究的持续时间超过了75年，精神病学家罗伯特·沃尔丁格目前是其第四任负责人，他曾在一次TED演讲[1]中阐述了研究发现[36]。他称，同大多数年轻人的早年想法一样，几乎所有研究对象都认为金钱和名声是幸福生活的两大重要支柱。事实上，沃尔丁格表示，这与当今社会千禧一代的想法如出一辙，他们与哈佛大学早期研究人员的看法也毫无二致。这项研究一直持续至今，目前只剩下19名研究对象，而且这19人目前全部都已经90多岁。除了拥有与研究对象相关的海量数据，研究人员还掌握了他们大约1300名子孙后代的相关生活数据，其中大多数人目前正在步入退休年龄。通过比较这些研究对象保持健康时间的长短，研究人员发现，决定幸福生活的并非金钱或名声，而是人际关系。良好的婚姻关系、家庭成员间的紧密联系、积极的社会参与，这些不仅是创造幸福生活的配方，还是实现身体健康的秘诀。哈佛大学的研究人员找出研究中那些最幸福、（晚年）最健康的人，通过调查他们中年时期的健康记录、血液检测和体检最终发现，胆固醇水平和血液等典型健康生物标志物在人际关系的长期影响面前相形见绌。就像罗塞托平等密切的社会关系相比抽烟会对健康产生更大影响，从而导致当地出现没有心脏病患者这种困扰医学界的情况一样，哈佛大学的研究人员明确表明，人际关系的质量是决定幸福、健康和长寿的最重要因素。而且，人际关系的质量的确重要。如果处于毒性人际关系中，例如处于丧偶式婚姻或高压的家庭环境中，人们的健康和寿命就会受到严重危害。

那么，为什么每一代人都认识不到、理解不到这一点呢？是因为年轻人缺乏阅历才让他们认为金钱和名声是幸福长寿的来源吗？还是因为人们只有到了暮年才能完全理解这种生活感悟呢？又或是因为人类的进化本来就是一个浮躁不安的过程，即建立发展缓慢的关系的时间被用来建立社会地位和经济知名度以吸引最优秀的伴侣？

1　TED（指technology, entertainment, design的英文缩写，即技术、娱乐、设计）是美国的一家私有非营利机构，该机构以它组织的TED大会著称，这个会议的宗旨是"传播一切值得传播的创意"。

如果情况果真如此，那么这种浮躁的代价又是什么？当然，有人认为，人类只有树立超过人际创建的雄心壮志，才能取得伟大成就——体现人类创新的东西。这种论断有一定道理，因为不论是打破四分钟一英里的跑步记录，创作闻名于世的艺术作品，还是到月球探险和战胜顽疾，这些付出都需要消耗大量精力，而如果想要实现良好的人际关系和幸福的生活，这些精力就得用来维持婚姻和家庭关系。

但是，正如经常所说的那样，人类所做的抉择从来没有脱离情感和社会背景的现实。正是这种勇气和荣光成就了人类，而理解人们行为背后的原因也十分重要。

从事人类行为研究的人都知道，就降落客机或处理紧急医疗病例等任务而言，存在一种最佳的刺激水平。这些任务不仅需要人们"全身心投入"，还需要人们做出最佳表现。这意味着任务不能重到让人丢掉重要信息，但也不能轻到让人缺乏必要的警觉。"进入状态"指的是人们会感到压力，但又不会感到压力过大。

处于不健康的人际关系中或过度担忧时，人们的最佳表现就会受到影响。有研究调查了几个国家的22000多名员工，其结果显示，其中近三分之一的人觉得自己"承受着巨大压力"[37]。"假性出勤"指的是员工生病、疲劳或休息时的上班情况，而对于工作压力大的人来说，其假性出勤率要高出50%（按天计算）。看一看任何一座城市的任何一栋办公大楼，就会发现，不同楼层可能会有成百上千人都感觉压力很大、感受不到快乐，而且会因此处于一种不健康的状态。

图 应变稳态

大脑和身体会努力让人们"保持状态"。如果人的身体在日常生活中感受到压力，那么至关重要的就是，对压力的本能反应不能搅乱人们的表现。面对压力，身体会通过一种叫作"应变稳态"的过程努力调节极端反应；"应变稳态"是一种进行自我管理的工具，会使人们的生理功能处于一种愉悦的状态——压力不大也不小。这种能力就像一艘船在波浪中航行且能保持船身平衡不倾斜。这是实现人体稳态的关键一步。

对于健康至关重要的是人们因为无法通过应变稳态来调节压力而承受的全部负担。在某些情况下，面对持续出现的慢性压力，人们的应变稳态系统会负担过重，其衡量方式是"适应负荷"——用来描述应变稳态系统无法完全调节生理性压力反应的情况[38]。如果长期处于高水平的适应负荷，健康就会受到十分严重的影响。

一些生理学家将适应负荷视为一种衡量身体损耗的标准[39]。有些人的生活可能会在某种程度上遇到困难和挑战，且通常会表现为加速衰老及健康不良。这就是适应负荷水平过高导致的结果，与科学家们称之为"衰老过程"的正常变老不同。在一项研究中，研究人员通过测量血液、胆固醇比例和腰臀比等10个生物标志物衡量并记录了1189名研究对象的健康状况。研究结果表明，适应负荷与疾病过程及其死亡率之间存在明显关联，而且这种关联要远远超过其与任何传统独立健康生物标志物之间的关系。

帮助身体保持适当应变稳态最简单、最容易的方法之一就是构建强大的社会支持网络。有研究调查了357名女性办公室职员和257名男性办公室职员，结果表明，社会支持是避免压力导致"精疲力竭"的最重要因素[40]。事实上，如果人们拥有积极的社会关系，适应负荷通常就会一直处于较低水平[41]。从这个角度来看，终身吸烟人士的脑卒中患病风险是非吸烟人士的2~4倍[42]。对于几乎没有社会关系的人来说，其死亡风险要比拥有许多社会关系的人高2倍。此外，对于那些已经患有心脏疾病的人来说，孤独意味着心源性死亡的可能性会增加2.4倍[43]。

积极社会关系是衡量日后健康状况最有用的标准之一，其作用甚至超过判断长期健康的传统生物标志物。人们对适应负荷等累积压力有了新的认识，这为理解幸福与健康的关系提供了强有力支持。而情况通常就是，塑造人类及其抱负和社会需求的东西既是优势也是劣势。联络同辈和家人的需求会让人们保持健康，而各种生活挑战会让人们思维敏捷、富有创造力。但是，无休无止的社会比较会带来持续不断的压力，而且在此情况之下，如果社会竞争过于频繁，人们就会受到严重挫败，原先通过积极社会关系建立的保护性品质也会渐渐消失。在社交媒体蓬勃发展的当今世界，这些力量通常会相互碰撞。看似一种持续的社交关系可能只是一种浮华的社交门面，一种反复无常的虚假社会网络，对真正重要的健康结果几乎起不到任何帮助和改善作用。

人们都了解什么才是真正的社交关系。真正的社交关系能够给予人们信赖和支持，可以帮助人们调节生活压力，顺境时会促进幸福健康，逆境时则会守护左右。知道拥有与自己关系良好的家人朋友，能让人们对未来感到安全，从而减轻压力和焦虑。其实就是，无论情况有多糟糕，人们都会渡过难关，因为周围关心自己的人会确保这一点。这才是能切实转化为健康甚至长寿的韧性机制。

一代又一代的年轻人只有到了晚年才能理解幸福和"幸福生活"的内涵。想象一下，如果人们在变老变睿智之前就能理解生活的意义以及健康幸福的秘密，那该有多好！

🖪 成年人的作用

父母在这方面可以发挥一定作用。建立积极的家庭关系和朋友关系并告知孩子和年轻人这类社会关系的重要性，这种做法就像教导孩子不要抽烟、喝酒和吸毒一样，会对他们的健康产生影响。对于还没有为人父母的其他成年人来说，多花点心思去关爱配偶、和他们分享生活的点点滴滴、为其他家庭成员树立良好关系的榜样以及主动参与社交活动，这些做法不仅有助于自身健康，还能帮助那些关心、依靠自己的人。

参考文献

1. The World Happiness Report 2017. Sustainable Development Solutions Network. United Nations. URL: worldhappiness.report.

2. The World Happiness Report 2017. Sustainable Development Solutions Network. United Nations. URL: worldhappiness.report. FAQ.

3. For some interesting country comparisons, see the URL: ifitweremyhome.com originally developed to compare the spill of Deepwater Horizon's spill on the world map but now expanded to include world demographic, public health, and economic comparatives.

4. Case N. Dying infants and no medicine: inside Venezuela's failing hospitals. The New York Times. May 15, 2016.

5. ReliefWeb Central African Republic. Also see, Central African Republic: nearly one in five children is a refugee or internally displaced. UNICEF website.

6. Amnesty International. Central African Republic 2016/2017 Annual Report. Amnesty.org.

7. World Happiness Report 2017. Executive summary. Worldhappiness.report.

8. Ifitweremyhome.com for comparisons.

9. OECD Better Life Index at www.oecdbetterlifeindex.org.

10. OECD Better Life Index at www.oecdbetterlifeindex.org. One can alter the metrics used and see the results (rankings) change.

11. Kahneman D, Deaton A. High income improves evaluation of life but not emotional wellbeing. In Doug short: happiness revisited: a household income of $75K? Council for Community & Economic Research.

12. Bryner J. Happiness Is … Making More Money than the Next Guy. Live Science. March 19, 2010. www.livescience.com.

13. Boyce CJ, Brown GD, Moore SC. Money and happiness: rank of income, not income, affects life satisfaction. Psychol Sci. 2010; 21 (4): 471–5.

14. Geert Hofstede's cultural dimensions website. https: //geert-hofstede.com/costa-rica.html.

15. Op cit.

16. The World Bank Global Health Expenditure Database. URL: http: //data.worldbank.org/indicator/SH.XPD.TOTL.ZS.

17. Buettner D. The Blue Zones: 9 Lessons for Living Longer from the People Who've Lived the Longest. Washington DC: The National Geographic Society; 2012.

18. Mishra BN. Secret of eternal youth; teaching from the centenarian hot spots ("Blue Zones"). Indian J Community Med. 2009; 34 (4): 273–5. https: //doi.org/10.4103/0970-0218.58380.

19. Nobel Laureates: http: //www.nobelprize.org/nobel_prizes/medicine/laureates/2009/.

20. Saltus R. Partial reversal of aging achieved in mice: control of telomerase gene appears to control process: The Harvard Gazette. Dana-Farber Cancer Institute. http: //news.harvard.edu/gazette/story/2010/11/partial-reversal-of-aging-achieved-in-mice/.

21. Lapham K, et al. Automated assay of telomere length measurement and informatics for 100,000 subjects in the Genetic Epidemiology Research on Adult Health and Aging (GERA) cohort. Genetics. 2015; 200 (4): 1061–72.

22. Rehkopf D, et al. Telomere length in costa Rica's high longevity blue zone. The Population Association of America Annual Meeting. 2011. http: //paa2011.princeton.edu/papers/112258.

23. Marchant J. Poorest cost Ricans live longest. Nature: International Weekly Journal of Science. 2013.

24. Grossman R, Leroux C. A new 'Roseto effect'. Chicago Tribune. 1996.

25. Egolf B, Lasker J, Wolf S, Potvin L. The Roseto effect: a 50-year comparison of mortality rates. Am J Public Health. 1992; 82 (8): 1089–92.

26. Stout C, Morrow J, Brandt EN, Wolf S. Unusually low incidence of death from myocardial infarction study of an Italian American community in Pennsylvania. JAMA. 1964; 188 (10): 845–9.

27. Interview in People Magazine by Kay Cassill, June 16, 1980.

28. Epel E. et al. Accelerated telomere shortening in response to life stress. 2004.

29. Festinger L. A theory of social comparison processes. Hum Relations. 1954; 7 (2): 117–40.

30. Becker AE. Body, Self, and Society: The View from Fiji. University of Pennsylvania Press. See also, Ireland Corydon, Fijian girls succumb to Western dysmorphia, in Harvard Gazette, Science and Health, Culture and Society. March 19, 2009. News.harvard.edu. 1995.

31. Becker found that 45% of girls had purged in the last month.

32. Halliday J. War veteran who escaped care home to attend D-day ceremony dies aged 90, The Guardian 6, 2015.

33. D-Day veteran Bernard Jordan's wife Irene dies aged 88, The Guardian. Press Association. Thursday January 8, 2015.

34. Is Broken Heart Syndrome Real? American Heart Association. www.heart.org.

35. King M, Lodwick R, Jones R, Whitaker H, Petersen I. Death following partner bereavement: a self-controlled case series analysis. PLoS One. 2017; 12 (3): e0173870. https: //doi.org/10.1371/journal.pone.0173870.

36. Liz Mineo, Good genes are nice, but joy is better. Harvard Gazette. April 11, 2017. Ted Talk video embedded. http: //news.harvard.edu/gazette/story/2017/04/over-nearly-80-years-

harvard-study-has-been-showing-how-to-live-a-healthy-and-happy-life/.

37. Karen Higginbottom, Workplace stress leads to less productive employees. Forbes Magazine, September 11, 2014.

38. Logan JG, Barksdale DJ. Allostasis and allostatic load: expanding the discourse on stress and cardiovascular disease. J Clin Nurs. 2008; 17: 201–8. https: //doi.org/10.1111/j.1365-2702.2008.02347.x.

39. McEwen BS. Interacting mediators of allostasis and allostatic load: towards an understanding of resilience in aging. Metabolism. 2003; 52: 10–6.

40. Etzion D. Moderating effect of social support on the stress–burnout relationship. J Appl Psychol. 1984; 69 (4): 615–22.

41. Seeman T. Social relationships, gender, and allostatic load across two age cohorts. Psychosomatic Med. 2002; 64: 395–406.

42. Centre for Disease Control. Health Effects of Cigarette Smoking. https: //www.cdc.gov/tobacco/data_statistics/fact_sheets/health_effects/effects_cig_smoking/index.htm.

43. Umberson D, Montez JK. Social relationships and health: a flashpoint for health policy. J Health Social Behav. 2010; 51(Suppl): S54–66.

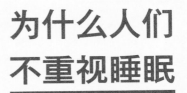

第五章

为什么人们
不重视睡眠

罗纳克·帕特尔是英国萨福克郡医院一位德高望重的医生，在其科室深受爱戴。33岁的他刚刚值完一个漫长的夜班。一连三个夜班使他身心俱疲，让他只想赶紧回家好好休息一番。早上还没九点的时候，罗纳克医生就拖着疲惫的身子准备驱车回家，而医院到家大约有40英里的车程。罗纳克因通宵熬夜而疲惫不堪，他拨通了妻子海伦的电话，并打开免提。尽管罗纳克离家还有几英里远，但他还是决定和妻子海伦通过电话一起唱歌，以防自己开车时睡着。海伦唱着唱着，发现罗纳克的声音戛然而止。电话另外一头没了声音，这让海伦不禁担心起来，她一遍又一遍地给丈夫打着电话，打了不下14次。海伦随后赶紧拿起车钥匙，沿着从家到罗纳克医院的路开始行驶。走了仅仅3英里远，海伦就被正在车祸现场设置路障的警察拦住了去路。结果就是，罗纳克医生即使在和妻子一起唱歌，但最终他的汽车还是偏离了车道，直接撞上了迎面而来的一辆运输卡车。罗纳克的死因调查显示，他的汽车并没有出现机械故障。调查人员最终断定，即使罗纳克医生开车的时候在和妻子一起大声唱歌，但他最终还是在离家只有几分钟路程的时候睡着了。

睡眠需求

大脑需要睡眠的时候，其他一切都会摆在次要地位。大脑"停止工作"的能力是人类生存所需要的一种基本适应能力——除了在开车的时候睡着。生活既充满了乐趣，也充满了令人激动的事，但不难想象，对于人类祖先来说，生活同时也充满了危险。能够长时间保持清醒以抵御捕食者、滋养自己、寻找配偶以及抚育后代的能力本身就是人类进化过程中的一大优势。正是因为人们有想要永远保持清醒的欲望，大脑才拥有了这种基本的适应能力，让人们能够进入休息状态。

众所周知，睡眠过程开始于想要睡觉或者昏昏沉沉的感觉，通常由遵循昼夜规律的自然昼夜节律引起。视神经感知到天黑以后会将这些信号发送给大脑中的海马体，然后海马体直接将信号发送给体积非常小的松果体，最后由松果体分泌褪黑素。反过来，褪黑素会激活一连串的信息和反应，逐渐让大脑和身体进入睡眠模式。就像远古人类一样，人们一旦接收到这些轻微的睡眠信号，就想要换个舒服的姿势开始睡觉。

然而，美国目前有950万倒班工人，还有不计其数昼夜节律紊乱的人，对于这些人来说，该睡觉时能够舒舒服服睡上一觉简直是天方夜谭。随着生活和工作使得日出而作、日落而息的理想昼夜节律成为泡影，当今社会以及睡眠不足正在导致一些形同噩梦的不良后果。

需要睡觉的原因并不难理解。人们清醒的时间越长，就越感到疲惫。这起始于大脑中的星形胶质细胞。星形胶质细胞会分泌腺苷，而腺苷作为一种神经递质，抑制人们兴奋和清醒的同时会让其感到困倦。因此，腺苷与睡眠欲望之间存在一种线性关系，也就是说，人们清醒的时间越长，大脑堆积的腺苷就越多，睡眠欲望也就越大。而一旦睡着，腺苷水平就会快速下降，从而降低睡眠欲望。这种相当简单的关系叫作"恒定睡眠驱力"——人体最强大的一种机制，会使大脑无法抵抗睡眠需求。

🧰 微睡眠的危害

如果人们试图通过保持清醒以忽视"恒定睡眠驱力"，大脑就会像一个噼啪作响的引擎，在状态不佳但仍持续运转的情况下暂时"熄火"。大脑这些短暂"熄火"的片刻叫作"微睡眠"，通常会持续1~2秒，而在此期间，人们虽然在尽力保持清醒，但还是会进入睡眠状态。奇怪的是，许多情况之下，人们甚至意识不到自己正在进行微睡眠，这是因为从自我意识来讲，人们的认知严重受损，甚至意识不到现实动态。这种状态一旦出现在不恰当的环境之中，就很有可能导致灾难性的后果，罗纳克医生的情况就是这样。可以试想一下这1~2秒钟睡眠的后果。汽车在公路上的速度一般为65英里/小时，也就是说，2秒钟就能行驶190英尺。而大多数情况下，在一条车道上，相向而行的两辆车之间仅有几英尺的距离，这意味着，即使1秒钟的微睡眠也很容易导致致命后果。人们拥有困了就会自动休息的能力，但许多人仍觉得可以控制自己的睡意。这种谬见很大程度上源于人们认为要"把握当下"——这是一种错误的观点，认为需要大量注意力的生死攸关的任务（如开车）会抵消并克服睡眠欲望。尽管人们有睡意时会想方设法保持清醒，但现实生活中的一些案例表明，情况完全不同。

美国国家科学院的研究发现，超过三分之一的夜班工人在回家路上差点发生车祸[1]。在这项研究中，有一半夜班工人在驾驶途中都会因坐在副驾驶的研究人员踩下备用脚刹而中断行驶，而且最终因为短时间内无法控制汽车而没能走完整段路程。这项研究的结果具有重大意义。睡眠不足会使倒班工人以及路上其他车辆或行人处于严重危险之中。

美国睡眠呼吸暂停协会首席科学家卡尔·斯特普诺斯基认为睡眠是对环境的一种"脱离"和"不应答"。斯特普诺斯基认为，微睡眠会对汽车司机造成致命伤害，因为尽管司机手握方向盘、目视前方，但他们实际上"不再观察路况，也不再有意识地驾驶"[1]。"节律（Circadian）"组织曾发布过一段实验视频，实验对象是一位睡眠不足的年轻男子。研究人员要求他在一个空旷的停车场模拟几次高速公路驾车。视频中，这位年轻人似乎十分愉快，还表示自己感觉相当不错。2小时的测试结束以后，进行实验的医生给他看了测试结果。这位年轻人不知道的是，他进行了多次微睡眠。令人出乎意料的是，如果将这些微睡眠的时间相加，那么就相当于他在2小时的测试中睡了整整25分钟，而且对此一无所知。就像这位年轻人的情况一样，严重睡眠不足会使大脑停止运转、无法工作，并极力尝试着进行短暂的恢复。

大脑不会一直处于睡眠状态，其原因在于，大脑会竭尽全力保持清醒，以完成关键任务。研究人员采用磁共振成像技术观察了微睡眠时的大脑情况，发现尽管大脑有些部位会在微睡眠时停止工作，但受测人员为了保持清醒而做出的尝试会使大脑其他部位努力保持活跃。研究人员还发现，人们在微睡眠时，严格来说，已经进入睡眠状态，负责感觉接收和识别刺激的前额叶皮质会竭尽全力使人保持清醒，同时与微睡眠作斗争[2]。有趣的是，大脑要同时在两条战线上作战：试图借用几秒钟的短暂睡眠来恢复精力，但同时又会逼迫自己保持清醒——只有保持清醒才能保证生存。强迫自己保持清醒，这是许多夜班工人的常态。尽管如此，结束了一天的工作，第二天的工作效率却因为突然发作的急性疲劳而大打折扣，这才是数百万人的常态。

🩺 睡眠不足

对于人类的祖先来说，睡眠习惯和日出日落保持一致。白天长时间且有压力的生存斗争以及知了鸣叫和漫漫长夜，导致他们养成了夜间睡眠的习惯，也就是说，什么时候天黑，什么时候睡觉。对于他们来说，太阳下山就意味着要休息了。褪黑素分泌以后，黑暗给他们眼睛和大脑传递的信号会让大脑意识到，睡觉的时间到了。太阳升起时就醒来，太阳落下时就睡着，这种看法尽管确实过于简单，但也可能是许多人更喜欢的休息模式。但是，尽管人们十分热爱睡眠这项活动，为什么这么多人都没能完成这一最基本的人类需求呢——无关任何技能，只需闭上双眼？

从全球范围来看，所有公司都在努力与最近才出现的"假性出勤"现象作斗争。假性出勤是指，员工正常上班但实际上并不专注于手头的工作。这种现代文化疾病的根源在于，很多人存在睡眠不足的问题。据估计，睡眠不足导致的商业损失巨大，仅在美国每年就超过4000亿美元[3]。但毫无疑问，大多数人都不想在白天昏昏欲睡、脱离现实。那么，为什么人们付出了相应努力却仍逃不过睡眠不足这一当代社会的重大折磨？

大多数人的生活都充满了便利，不必在黎明之前起床饲养家畜或耕种田地，也不用搅制黄油、收集鸡蛋或自己制作面包。大多数人有冰箱、洗衣机、自来水、汽车或公共交通，而不用乘坐马车、不必使用搓衣板洗衣服。事实上，大多数人的生活都充满了休闲时光。但有悖常理的是，当今社会的家庭感受到前所未有的忙碌和压力。对"最近过得怎么样"这一问题的普遍回答也从"还不错"变成了"太忙了"。

忙碌已经成了成功的代名词。如果一个人很清闲，那他就不会有所成就，生活中的美好和机会就会与他擦肩而过。这样一来，人们衡量自身的方式就变成了日程安排的紧凑程度。相比孩子是否能够真正从各种活动中收获乐趣，孩子一周能完成多少不同种类的活动开始变得更加重要。而且一提到孩子们的压力水平，父母总是会说"他们没事，能够应付"，因为总有其他孩子似乎可以完成更多活动——众所周知，人们都爱比较。

等到一天工作结束终于可以放松休息的时候，许多人要么上上网、看看新闻，了解一下某些一触即发的战争以及疫情动态，要么在社交媒体上浏览一些光彩夺目的照片——这些人分享的不是给自己幸福美满的家庭准备的一桌精致的有机菜肴，就是在海边度假时的一些冒险经历。网络上的这些人不会躺在床上浏览别人的照片，让自己入睡之前突然感到社会竞争带来的强烈压力。太阳下山以后，人们通过浏览社交媒体长时间地刺激眼睛和大脑，从而产生焦虑。除此之外，为了不与社会脱节，人们也会感受到巨大压力。人们在各种邮件和短信中开始与结束一天的生活，而且回复的时间和场合也多种多样——躺在床上的时候、吃饭的时候、走路的时候、陪伴孩子的时候，甚至开车的时候。这种社会常态伴随着对人们的巨大期待——可以做到一周七天、一天24小时随时有空。

当今社会，排满日程被视为成功和地位的标志，这也难怪睡觉、放松和恢复精力的时间成了一种奢侈品，而不是必需品。而且，重要的不仅在于人们休息时间的长短，还在于休息的质量。即使人们每天可以休息很长时间，大脑通常也会十分忙碌、受到扰乱，而这种情况要么源于新闻和社交媒体，要么源于睡眠质量不佳而导致的生活压力。

🩺 完美睡眠

那么，什么才是完美睡眠？虽然很难给出一个概括性的答案，但人们可以了解到处于完全没有干扰的环境中会发生什么。首先，对于人们来说，一天变得越来越长。有研究表明，如果住在一间没有窗户只有电灯（可以开关）的屋子里，且不知道具体时间，人们还是会照常起床入睡，只不过时间会每天延长一点。事实证明，人们生理上的一天要大于24小时，但会受到早晨太阳光的约束。如果房间没有窗户，即没有外部光线，人们就得设置闹钟，在特定时间开灯关灯，以免延长自己的一天。

对于养宠物的人来说，观察宠物的睡眠周期十分有趣。猫狗不四处乱跑追赶东西、进食或小便的时候，通常会蜷缩在地毯的一角睡觉。科学家称，多次小睡而非一次长时间睡眠可能是动物界的自然睡眠模式。其实人类也是如此。许多新手父母都表示，婴儿确实会先遵循和猫狗一样的睡眠模式，然后才会发展成昼醒夜眠的生理节律。科学界将这种睡眠模式称为"多相睡眠"，意思就是不止一次睡眠。但现实情况可能是，由于要勤奋劳作以及工作，人类的睡眠已经从原来动物王国"正常"的多相模式变成了单一模式。但这一转变发生的时间距今并不遥远。

🩺 双相睡眠

通过回顾几个世纪前的文学小说，研究人员发现双相睡眠可能已经成了常态。没有电视、网络和社交媒体的时代，夜幕降临会激发一系列常规的睡眠驱动反应，让大脑和身体为睡眠做好准备。就双相睡眠而言，人类祖先通常会在太阳落下时入睡，然后在午夜过后醒来几个小时，最后一直睡到太阳升起。科学家们认为，如果没有当今电子屏幕的刺激以及人工照明，双相睡眠可能是最适合人类的默认睡眠模式。此外，他们还认为，如果移除所有人工照明，只留下日光，人们很快就会进入双相睡眠模式[4]。

英国文学和罗曼语族文学通常将睡眠分为"一期睡眠"和"二期睡眠"。在法语中，"一期睡眠"被称为"premier somme"；在意大利语中，"一期睡眠"被称为"primo sonno"。双相睡眠模式早在文学巨著《奥德赛》中就有记载，近来人们经常将"一期睡眠"称为"美容睡眠"。

一期睡眠也被称为"锚睡眠"或"熟睡"，是指一种深度睡眠，使人们在大脑活跃的时候可以短时间保持清醒，事实上，在一期睡眠和二期睡眠之间短暂的清醒时刻，人脑会分泌大量催乳素，让人产生一种幸福感。当代一些拥护双相睡眠的人指出，他们午夜醒来的时候会有一种愉悦和平静的感觉。提及一期、二期睡眠的相关文献将这段短暂的清醒时间视为创造、写作的有效时段。

在全球气候比较暖和的地方，许多人都有午睡的习惯。尤其在浪漫主义文化中，午睡（在西班牙称为"siesta"，在意大利称为"riposo"）十分普遍。商家可能会在中午将店门关上几小时，让自己（和潜在顾客）有机会在"常规"营业时间内小睡一会儿。商店、咖啡馆和餐厅刚到下午就要歇业几小时，这种做法会让不熟悉这种午睡习惯的观光游客或商务旅客感到奇怪，给他们的出行带来不便。

但是，选择午睡的人很清楚午睡的重要性。研究午睡和心脏病的研究人员发现，午睡通常可以降低心脏病的患病风险。此外，午睡似乎还能降低血压、减轻压力和提高认知水平。希腊一些研究人员认为，饭后午睡可以降低血压，而且这种功效能够持续整整24小时，因此午睡应该成为一种日常习惯，以最大程度上发挥其健康作用。这样一来，午睡就可以使心血管疾病的患病风险降低大约10%。哈佛医学院和雅典大学共同开展了一项同类研究，研究共包含23681名参与人员，规模在同类研究中可谓首屈一指。该研究发现，对于一周午睡3次且每次至少睡30分钟的人来说，冠状动脉疾病的致死风险会下降37%[5-6]。

在没有午睡习惯的文化中，人们通常认为午睡是无精打采或者无法跟上现代工作节奏的表现。如果选择小睡一会儿，那其他人一定会觉得你身体不适。趴在办公桌上休息通常也会让人失去加薪升职的机会。人们如果在工作的时候睡着，通常会觉得这"无法控制"，但许多文化将缺乏自制力视为软弱无能。不过，不论是从物质实体还是从员工内心来看，工作场所都不具备享受午睡的安全空间。大概有三种常见的办公室设计：一种是玻璃隔断或有窗户且其他办公室人员能看到自己工位的办公室设计；一种是过路员工能够看到分隔物或可以从顶部偷看到自己工位的隔间设计；还有一种是设置协作办公桌即拥有公共休息客厅且办公室的每一个人都可以看得一清二楚的开放式设计。这些常见的办公室设计几乎会让办公室所有人员都注意到自己在午睡。

虽然许多公司老板都认为员工不是花钱请来睡觉的，但有证据表明小睡一会儿可以提高员工的整体工作效率，而且这些证据越来越多，足以对人们的固有看法产生直接积极的影响，因此不容忽视。最近有研究表明，小睡一会儿就相当于清理电子邮箱中的未读信息和垃圾信息。乔治敦大学教授安德烈·梅德韦杰夫使用红外光谱仪衡量了大脑中的血液流量，发现尽管95%的人都左脑（主要负责分析、推理的脑半球）发达，但午睡时异常活跃的确实是负责创新创造的右脑——会快速清除大脑中的杂物[7]。目前人们通常认为，这一清理过程可能发生在海马体中，因为人们每天的记忆都会像邮件一样储存在海马体中[8]。小睡期间，大脑会释放海马体中的短期记忆，并将其长期储存在前额皮质中。这个过程的作用就是清理人脑的"邮箱"，这样一来，人们的思维就会变得更加清晰，记忆力也会变好[9]。

🩺 自然睡眠模式

人们的自然睡眠模式可以分为五个阶段，睡眠科学家将其称为睡眠结构。将睡眠划分为不同阶段的做法相对比较新颖，因为人们曾经认为睡眠只有一个阶段，只包括对大脑的修复和清理。有了现代诊断成像技术，人们现在对睡眠时大脑和身体如何修复以及年龄和生活方式如何影响睡眠过程有了更加充分的了解。

人们刚入睡时，会进入第一和第二阶段，这两个阶段被称为浅睡眠阶段，此后人们的身体会逐渐进入睡眠程度更深的第三阶段。如果在前两个阶段被叫醒，大多数人通常可以立刻展开工作，而且不会出现睡后迟钝。小睡30分钟左右通常只涉及第一、第二两个阶段。到了第三阶段，即熟睡阶段，大脑会放慢运行速度，因此这个阶段也叫作"慢波睡眠"阶段。在这一阶段，人体会进行自我修复、查看损伤以及建立、更新免疫系统。到了第三阶段，人体会进入深度修复过程，因此，人们会非常抗拒在这一睡眠阶段被叫醒，如果被叫醒，人们就会处于一种迷迷糊糊的状态，需要费好一会儿工夫才能完全清醒。前三个阶段都属于非快速眼动睡眠期。到了第四阶段，人们就会进入沉睡[10]。

第五阶段虽然也属于深睡眠期，但与其他阶段有所不同。奇怪的是，人们这一阶段的脑电波与其完全清醒时的脑电波十分相似。事实上，第五阶段常被称为"异相睡眠"阶段，因为尽管人们在这一阶段处于深睡眠，其大脑却异常活跃。到了第五阶段，人的呼吸和心率都会加快，但下肢肌肉无法活动，以防人们将各种梦境表现出来，而容易做梦就是第五阶段的一个特点。在这一阶段，人的眼睛会全方位快速转动，因此该阶段才被称为快速眼动（REM）睡眠期。

在一次常规的夜间睡眠中，这五个阶段会像回放一样循环往复，通常持续4~6次。然而，所有阶段并不会随着夜晚的推进而重复相同的次数。在前半夜，人们大部分时间都会处在进行修复的第三和第四阶段，而到了后半夜，快速眼动睡眠就会逐渐占据主导。不过，决定人们处在哪一睡眠阶段的并不止睡眠的长短，还有睡眠的时间：昼夜节律。人们通常进入深度修复睡眠直到凌晨3点左右，然后在凌晨3点和早上7点之间逐渐进入快速眼动睡眠[11]。因此，重要的不仅仅是睡眠的长短，还有每晚上床睡觉的时间。

年龄也会决定人们每一睡眠阶段的长短。婴幼儿一天中的大部分时间都在睡觉，他们几乎有一半的睡眠时间都属于快速眼动睡眠。但对于学步儿童来说，快速眼动睡眠的时长会缩短为整个睡眠时间的25%。到了学龄初期和青少年时期，人们的整体睡眠时长会缩短，且快速眼动睡眠和第三、第四阶段睡眠的时长也会缩短。而对于成年人来说，整个晚上几乎有一半时间都处在第二阶段，即浅睡期。人们的睡眠质量会随着年龄的增长而逐渐降低，这是因为第二、第三阶段睡眠的时长会逐渐缩短，而正是这两个睡眠阶段可以深层修复大脑。老年人快速眼动睡眠的时长更短，而快速眼动睡眠对厘清思路、提高记忆和认知功能至关重要。有项新研究认为快速眼动睡眠的减少与痴呆有关，称快速眼动睡眠每减少1%，痴呆的患病概率就会增加9%[12]。就快速眼动睡眠对哺乳动物的作用而言，除了清理大脑这一最普遍的认知，还存在其他许多看法。例如，有人认为快速眼动睡眠可以周期性活跃大脑以激活新的神经连接，也有人认为人眼必须不定期移动以保持氧气充足，还有人认为快速眼动睡眠是人类的一种原始生存机制，在其生命受到天敌威胁时会使大脑保持活跃并随时准备逃跑。

有几种生活因素可以抑制快速眼动睡眠。快入睡前摄入酒精或者极度兴奋，快速眼动睡眠就会受到抑制，具有同样作用的还有可卡因等违禁药物[13]。除此之外，一些处方药也会明显减少或抑制快速眼动睡眠，例如三大类抗抑郁药——单胺氧化酶抑制剂（MAOI）、三环类抗抑郁药（TCA）和5-羟色胺选择性重摄取抑制剂

（SSRI）[14]。美国目前有六分之一的成年人都在使用精神类药物，因此缺乏快速眼动睡眠会对社会产生重大影响[15]。

药物或酒精的作用消失以后，大脑通常会努力弥补丢失的快速眼动睡眠，而在快速眼动睡眠阶段，人们通常会经历长时间、密集的梦境。而在某些情况之下，似乎无休无止的噩梦可能源于戒断反应和药物滥用。人们认为，脱瘾治疗或震颤性谵妄[1]是大脑因快速眼动睡眠的丢失而进行的狂热且无情的补偿[16]。大脑不仅会试图弥补丢失的快速眼动睡眠，还可能会延长快速眼动睡眠。有研究表明，如果前一天晚上丢失30分钟的快速眼动睡眠，第二天晚上快速眼动睡眠的时长则会增加35%[17]。

🩺 酒精对睡眠的影响

对于大多数人来说，喝几杯酒会让自己变得更加健谈、更平易近人，有时甚至更有活力。酒精尽管存在这些显而易见的有利作用，但仍被归为抑制剂。酒精会对大脑中的神经递质产生影响。其初期影响就是增加多巴胺的分泌，从而在很大程度上激活大脑的奖励机制，让人从一开始就想喝酒。酒精也会增加血清素含量，让人产生一种温暖而模糊的感觉，还能改善人的情绪，甚至让人觉得未来生活更加充满希望。此外，酒精会促使内啡肽（一种天然的止痛剂）分泌，会让人感到心情愉悦，减少不适。但是，尽管会产生这些积极影响，酒精也会影响谷氨酸和 γ-氨基丁酸（GABA）[2]神经递质，减弱其激活神经系统的能力，而且实际上会减慢（或抑制）中枢神经系统的活动，最终使酒精成为一种效力非常强的抑制剂。

睡前饮酒往往会加速睡眠，使人快速进入深睡眠。事实上，酒精使入睡加快的能力（会发生变化）被科学家称为"睡眠潜伏期"，是人们最认可的饮酒对夜间睡眠模式的影响[18]。近三分之一的美国人常常会经历失眠，且10%的美国人患有严重的慢性失眠，这也难怪许多人会在晚上小酌几杯以促进睡眠[19]。人们一旦在酒精的作用下睡着，通常很快就会进入深睡眠（第三、第四阶段）。这就是慢波睡眠，

1　震颤性谵妄又称撤酒性谵妄或戒酒性谵妄，为一种急性脑综合征，多发生于酒依赖患者突然断酒或突然减量。

2　γ-氨基丁酸是一种重要的中枢神经系统抑制性神经递质，拥有良好的水溶性与热稳定性。

堪称修复车间，大脑和身体会在此阶段放慢运行速度，以进行修复和再生。然而，酒精最严重的一个负面影响就是，它会阻碍让人产生梦境、通常发生在后半段夜间睡眠的快速眼动睡眠。如果缺乏快速眼动睡眠，人们可能就会变得脾气急躁、心不在焉，其运动技能也会下降。不过，好的一面就是，少量适度饮酒通常对快速眼动睡眠只会产生微弱影响或者没有影响，但过度饮酒或睡前饮酒会对快速眼动睡眠产生严重的负面影响。

那摄入多少剂量的酒精才不会影响快速眼动睡眠呢？研究表明，如果血液酒精含量（BAC）超过0.4%，睡眠就会受到干扰[20]。尽管网上存在各式各样的血液酒精含量计算工具，但很难确切知道血液酒精含量何时会超过0.4%。对于体重较重的男性来说，血液酒精含量达到0.4%和0%所需要的时间可能是女性血液酒精含量达到相同水平所需时间的一半。一个重达200磅的男性五个多小时喝了一整瓶酒后，其血液酒精含量可能只需要几小时就能达到0.4%，而一个体重140磅的女性也喝了这么多酒，其血液酒精含量则需要几乎一整晚才能达到0.4%。科学家们一直认为，女性代谢酒精的速度慢于男性仅仅是因为女性的平均体重要低于男性。然而最近有研究表明，这种现象背后的原因要比最初设想更加复杂，而且一切都始于第一口酒。

人体天生具有一种功能强大的内置保护系统，可以防止毒素进入血液。就像安保人员将危险人物从楼门前引开一样，人体可以快速清理胃里的有毒物质，将其直接运送至肝脏，从而不会进入血液。这一过程被称为"首关代谢（FPM）"或"系统前代谢"。通过这一过程，酒精会通过门静脉快速且直接从胃和小肠到达肝脏。在这一过程中，肝脏会代谢尽可能多的酒精，在酒精入血前降低其浓度。人们摄入吗啡等药物时，这一功能强大的系统也会变得十分活跃，且发挥重大作用，甚至会稀释药物的有效成分。药物实验经常会研究这种现象。

一种叫作乙醇脱氢酶（ADH）的酶在首关代谢中发挥着核心作用，用来分解胃和肝脏中的酒精。事实证明，男性体内的乙醇脱氢酶含量较高，而女性体内的含量则较低，这意味着无论体重如何，女性要比男性更快感受到酒精的作用[21]。此外，女性体内的水分通常要少于男性，这意味着饮酒量相同的情况下，女性的血液酒精含量要高于男性。事实上，通过控制其他因素且只考虑人体内的水量，研究人员发现水量与脱醇率密切相关，从而证明血液酒精含量和酒精代谢量与人体内的水量密切相关。女性更易受到酒精作用的另外一个原因是雌激素，如果在经期前摄入一定量的酒精，女性的血液酒精含量往往会急剧上升。不管对于男性还是对于女性，喝酒前摄入一定量的食物是减缓酒精作用的一种重要方式，这是因为食物通常会延迟胃排空的时间，这样一来，就有足够时间在酒精入血前对其进行分解。影响血液酒精含量和脱醇的其他因素还有疲劳、压力、海拔和某些药物。就睡眠和快速眼动睡眠而言，人们应该了解身体如何吸收和排出酒精以及什么会影响其速度，尤其要考虑性别差异。如果无法入睡，也就无法实现预期表现。

肥胖与睡眠

人类显然需要睡眠，尽管如此，近30%的美国人都在经历着某种形式的失眠或其他睡眠障碍，且近三分之一的美国人无法获得充足睡眠。美国疾病控制与预防中心现已将失眠列为一种公共健康问题，认为睡眠不足会导致交通事故、工作失误、情绪精神不稳定以及糟糕的表现。

美国疾病控制与预防中心行为风险因素监测系统（BRFS）每年都会进行全球规模最大的公共卫生调查。BRFS深入调查了美国50个州、地区和领地近50万人的生活和家庭。最近一个不寻常的发现是，尽管失眠十分普遍，却存在地域差异。事实上，研究结果显示，如果想要避免失眠及其有害影响，就要避免住在美国东南部、阿巴拉契亚山脉附近和夏威夷州。这三个区域的人口失眠率比美国中部地区、大平原地区或中西部地区要高得多。美国睡眠质量最好的地区是明尼苏达州、南达科他州和科罗拉多州。为什么会存在这样的差别呢？最有可能的原因是身体健康状况。与大平原地区、中西部地区和西北部地区相比，肥胖、糖尿病和高血压在美国东南部地区更为猖獗。事实上，如果将美国的失眠及睡眠不足地图放在其肥胖地图之上，就会发现肥胖和睡眠问题几乎直接相关。肥胖率近些年来在阿肯色州、路易斯安那州、密西西比州、亚拉巴马州及西弗吉尼亚州偏北地区急剧增长。在这些州，略高于35%的人目前都被视为肥胖。在美国肥胖率极高的州，65%的人都超重，超重人口的比重可能正在接近75%。密西西比州几乎有一半的成年肥胖人口，且42%的公民都患有高血压。

肥胖还有可能使人出现睡眠呼吸暂停，有近2000万美国人都会出现这种症状，其特点是喉部肌肉松弛，睡眠期间的呼吸间隔变长，最终扰乱睡眠本身。睡眠呼吸暂停会使人白天感到困倦，从而增加人们的食欲，而对锻炼失去欲望——会在抑制体重增加时对肠胃造成接二连三的负担。许多研究已经证明，睡眠不足和肥胖之间存在联系[22]。研究人员通过让受测人员佩戴多导睡眠监测仪发现，夜间睡眠时长和腰围直径之间存在反比关系，也就是说，睡眠不足会导致腰围变粗[23]。睡眠不足会对人们造成许多不利影响，但对于肥胖人士来说，其中有两种影响最为重要：对代谢系统和内分泌系统的影响。睡眠会随着年龄的增加而逐渐减少，因此人们会对胰岛素变得越来越不敏感，这意味着必须增加胰岛素的分泌来调节血糖。对胰岛素不敏感久而久之就会导致2型糖尿病。令人震惊的是，一项有关非人类的研究表明，整晚都不睡觉对胰岛素敏感度的影响与6个月高脂肪饮食的影响相同[24]。从激素方面来看，睡眠不足最重要的一种影响就是会使瘦素含量下降。瘦素是脂肪细胞分泌的一种激素，其作用是向下丘脑传递一种信号，即人体目前食物充足，不需要进食。简而言之，瘦素会消除饥饿感。人体内的脂肪越多，分泌的瘦素就越多，大脑进食的欲望也就越弱。而睡眠对瘦素含量发挥着至关重要的作用。一些研究已经证明，睡眠不足会导致瘦素含量下降。其中有项研究表示，睡眠时间每减少1小时，瘦素含量就会下降6%[25-26]。

与瘦素相对应的激素是饥饿素，瘦素的作用是降低食欲，而饥饿素的作用则是增加饥饿感。胃里没有食物的时候就会分泌饥饿素，向大脑传递饥饿信号。睡眠时长变短会使饥饿素含量增加，这意味着人们会因此感到饥饿[27]。如果缺乏睡眠，瘦素（饮食"停止标志"）就会减少，而饥饿素（饮食"绿灯"）则会增加。而且不管是否有进食的必要，人们都会感到饥饿。

将睡眠时长最短、肥胖率最高的美国东南部地区考虑在内，这些联系可能会变得更有意义。相反，美国中西部地区的睡眠质量最高，肥胖率也较低。睡眠和肥胖似乎紧密相连，共同形成了某种恶性循环，对保持身材苗条、身体健康构成了巨大挑战。为了解释睡眠时长、睡眠障碍、白天嗜睡和肥胖为什么会存在地域差异，研究人员审视了几个可能的原因，例如人口因素、生活方式、药物滥用、社会经济条件甚至光照模式。他们发现，导致这种消极模式最重要的决定性因素是心理健康、年龄、种族以及获取医疗服务的机会[28]。

事实上，通过分析33个与压力有关的关键指标，研究人员发现，美国东南部地区除了睡眠时长最短、肥胖率最高，压力水平也最高[29]。压力水平最低的是明尼苏达州和南达科他州，而睡眠质量最佳、肥胖率最低的也是这两个州。从世界范围来看，压力、睡眠和肥胖之间紧密相连。例如，尼日利亚的压力水平在全球名列前茅，因此这里的肥胖人口也在飙升[30]。

睡眠不足的危害

马修·沃克是一位神经生理学家，同时也是全球最有影响力的一位睡眠科学家，他警示称，睡眠不足会引发一系列负面生理反应[31]。而最新研究指出了急性睡眠不足的危害。沃克提醒道，即使只有一晚没睡，也会损害免疫系统，使人们更易患普通感冒和流感。此外，即使没有整晚都不睡觉，只睡四五个小时，也会消耗70%储存在人体内的对抗癌症的自然杀伤细胞[32]。事实上，人类24小时制的睡眠周期可以有效保护免疫系统。不过，即使睡眠受到扰乱的时间很短，也会诱发身体出现炎症反应，同时降低免疫力[33]。

沃克表示，人类的睡眠健康在过去的75年已经出现了极其严重的恶化。例如，1942年，每晚只睡不到6小时就要起床开启一天工作的人只有不到8%，然而今天这一比例上升至近50%[33]。沃克接受《卫报》采访时开玩笑地说道，对于婴儿来说，睡眠是件必不可少的事，但从来不会有人说"好懒的一个婴儿[32]"！而对于大多数人来说，努力工作、减少睡眠时间，这种模式似乎成了一种荣誉勋章。

网络媒体与睡眠

很多人觉得，如果选择睡觉，就会错过周边各种各样的消息，而少睡几分钟，就能让我们有时间浏览新闻和社交媒体，或者只是单纯看看电视、电影放松一下。千禧一代（及其之后的几代）出生在数字媒体发展的萌芽时期，他们一出生就有机会接触电子屏幕。这意味着千禧一代会完全生活在一个永远不会关闭的网络生态环境之中。

对于许多千禧一代来说，在线工作的能力意味着他们能够革新朝九晚五的传统打卡工作模式。他们身上存在许多有趣的特点，而在美国这一代人目前占据了近40%的劳动力市场。不过，千禧一代也是最不稳定的一代，其中有60%的人在一个岗位只会工作2~3年，然后就选择跳槽。结果就是，千禧一代的人员变更率是前几代人的2倍。对于大多数公司来说，这种现象简直是经济噩梦，因为每位员工的入职培训成本高达15000~20000美元。到了2025年，千禧一代很快就会占据75%的劳动力市场，从而使得员工投入和员工留任成为新型商业经济的首要任务。

千禧一代是有史以来可以轻而易举接触网络媒体的第一代人，而且或许这会让他们成为新兴数字世界有史以来最受欢迎的一代。事实上，他们审视自己及周围世界的方式与前几代人存在差异。千禧一代目前每天使用网络的平均时长为18小时[34]。对于千禧一代来说，无法"关闭"网络和拔掉电源插头已经对其睡眠构成了挑战。难怪许多千禧一代都害怕与网络生活隔绝，唯恐落后于人[35]。事实上，"错失恐惧症（FOMO）"就是用来描述千禧一代的心理特征，而且这种说法也很好地解释了千禧一代为什么会被称为"躁动的一代"——任何时候都有一只脚踏在用人单位的门外。随着持续不断的网络媒体信息以及无休无止且不时带有伤害的社会比较，千禧一代会一直为自己的生活寻找更高价值的时刻和经历。

千禧一代堪称网络生活的带头人，尽管他们会持续创造有关网络发展的各种数据信息，但他们这一代人只是电子网络时代未来更加年轻一代的先导。不论是否存在错失恐惧症或者社会比较的诱导，年轻一代正变得越来越离不开电子设备。

在美国，近95%的受访人士表示，他们会在睡觉前一小时看会儿手机或者电视，且在18~29岁这一群体中，有90%的人睡觉时都会把手机放在旁边[36]。千禧一代之后出生的一代目前已进入青少年时期，对于其中97%的人来说，房间里面都装有电子设备，而且令人意外的是，其中有五分之一的人总是会在半夜醒来查看社交媒体[37]。如果你无法理解一个十几岁的孩子为什么不直接将床边的手机关机，那是因为你已经记不得青少年会以怎样的心态感受这个世界。其方式包括神经修剪，也就是旧的神经通路经过修剪，从而形成新的神经通路，而这一过程对大脑发育至关重要。但也正是由于这一过程，青少年会对外界信号变得高度敏感，因为他们十分渴望大脑刺激——当然，半夜最简单的外界刺激就是唾手可得、永无止境的社交媒体信息[38]。有些青少年甚至还会因为晚上不看手机而变得极度焦虑。针对"无手机恐惧症"的一项新研究表明,智能手机用户会与其设备建立一种强大的保护性关系,将它们视为自己的延伸,这是因为他们在使用手机的同时也在感受世界、记录日常生活。手机变成了生活伴侣,这或许可以解释为什么有三分之一的人宁愿放弃性生活也不愿放弃智能手机[39]。除此之外,有近20%的成年人宁愿一周不和心爱之人见面也不愿放弃使用智能手机[39]。毫无疑问,人类与生俱来的本能正在加剧电子设备对人造成的不利影响。

布莱根妇女医院有研究比较了睡前电子阅读和纸质书阅读的影响。结果显示,即使睡前使用电子屏幕的人睡够了8小时,其睡眠质量也会大打折扣,这是因为电子屏幕抑制了使用者体内褪黑素的分泌[40]。如果睡前使用电子屏幕,那么不仅入睡需要更长时间,睡眠质量也会受影响,快速眼动睡眠时间也会缩短。

研究人员认为导致这种现象的原因在于数字屏幕发出的短波(蓝)光。人眼一感受到黑暗,就会将信号传递给大脑中的视交叉上核(SCN)——位于下丘脑的一小块区域,主要控制人体的昼夜节律。视交叉上核调节昼夜节律活动时会监督对激素和体温的调节。视交叉上核会将这些重要的信号传递给松果体,松果体位于大脑中心部位,体积类似豌豆大小,可以合成并释放褪黑素。

褪黑素还有另外一个恰如其分的名字——"吸血鬼激素",因为褪黑素只在晚上分泌。重要的是,人体褪黑素的作用是向大脑传递睡眠信号,但并不一定会增加睡眠驱动力。在药店购买褪黑素来改善睡眠的人通常会误解这一特点。褪黑素并不会像安眠药那样让人马上沉睡,其作用只是根据分泌程度来调整睡眠时间。如果你需要大幅度调整时差或是需要倒班工作,褪黑素这时就能大显身手。

青少年睡眠

虽然所有年龄段都有人看电子书、看电影、刷新闻、使用社交媒体或回复邮件短信,但青少年尤其容易受到短波蓝光对睡眠的有害影响。青少年睡眠的一个特点就是"睡眠相位后移",也就是说青少年晚上进入睡眠的时间要比其他年龄段的人更晚。科学界现已证实,青少年的内在生理功能往往会让他们晚上睡得很迟但白天又不容易犯困。即使手边没有手机、平板等电子产品，青少年的睡眠模式也会有所不同，要晚于比他们年轻和年长的人。

因此，短波蓝光会加剧青少年的睡眠相位后移，告诉大脑还不到睡觉的时候，甚至会将进入睡眠的时间推得更迟[41]。对于高中生来说，他们不仅会使用电子设备进行社交，而且越来越多的家庭作业也需要在线完成——他们经常熬到深夜，一直到睡觉的时候。这些学生第二天一大早起床上学的时候，大脑和身体就会受到睡眠不足的影响，就像凌晨2点叫醒成年人去上学一样。

布朗大学精神病学教授、睡眠基金会终身成就奖得主玛丽·卡斯卡顿博士是研究青少年睡眠模式的一位领军人物。卡斯卡顿有项研究表明，睡眠时长较短的青少年会出现一系列问题，例如较差的学习能力、记忆力、抽象思维和解决问题的能力[41]。而且如果从极为重要的大学入学分数来看，这些问题就会转化为切实的能力不足。卡斯卡顿还发现睡眠质量不佳会导致自制力差、喜怒无常和冲动等行为问题[41]。最重要的是，青少年普遍无法自我管理情绪与这个群体中越来越多的人出现抑郁症及产生自杀念头有关。在这种情况之下，来自生活和学校的压力会因睡眠不足而被放大，而这些压力只有在精神更加放松、韧性更加强劲的状态下才能得到缓解。规范睡前关闭电子设备的时间以及养成更健康的就寝习惯，这是青少年完全可以实现的目标，也是父母可以协助他们完成的目标。然而，青少年与生俱来的睡眠相位后移还会遇到另外一个人为挑战：过早的上学时间。

在美国，一项针对近4万所初中、高中以及完全中学的研究发现，入校时间平均是早晨8：03，其中有43%的高中会要求早晨7：00入校[42]。显然，这与美国儿科学会（AAP）呼吁入校时间不得早于8：30的官方声明背道而驰[43]。目前，美国只有15%的初高中响应了这一要求[44]。美国儿科学会认为，即使稍微延迟入校时间也能在很大程度上解决目前一些紧迫的公共卫生问题，例如心理健康和生理健康等重大挑战。延迟入校时间的最大争论之一就是公共交通的投入问题。

加拿大的卡尔加里于2017年对公共汽车的时刻表进行了修订和调整，导致许多学校不得不提前入校时间。卡尔加里教育委员会及上级省政府认为，这项举措可以节省资金，也可以为众多家庭节省学校教育成本。但事实证明，这种想法缺乏远见。布鲁金斯学会有关学生表现和入学时间的一项研究将交通成本纳入了调查范围，发现将入学时间往后（并非往前）推迟1小时可以节省资金，事实上，这种做法不仅可以节省资金，还可以产生更宏观的影响。布鲁金斯学会发现，推迟入学时间的效益成本比是9：1[45]。布鲁金斯学会考虑公共交通成本的同时还增加了学生健康和整体表现等重要因素，分析角度不仅在于直接意义，而且在于长期的社会和公共健康意义，例如，从青年一直到成年，成绩优异且身心健康。因此，卡尔加里教育委员会的决定挑战了科学权威，与推迟入学时间的新兴潮流背道而驰。讽刺的是，卡尔加里教育委员会正在努力解决的一个有争议的问题是数学成绩。然而，《临床睡眠医学杂志》有研究表明，将入学时间向后推迟1小时，五天之后，学生的数学成绩就会提高[46]。卡尔加里利益相关方针对提前入学时间进行了"广泛"的商讨，但根据会议记录，儿童健康并没有得到探讨。

有趣的是，在美国近4万所学校中，平均入校时间最早的是路易斯安那州的学校，为早晨7: 40，而路易斯安那州是美国夜间睡眠时间最短以及肥胖率最高的州。与之完全相反的是，美国中西部地区的平均入校时间最晚，而夜间睡眠时间最长，肥胖率最低。

美国一项民意调查发现，到了高中阶段，学生平均每晚的睡眠时间会略少于7小时[41]。而且，仅有6%的女生和8%的男生能够达到美国疾病控制与预防中心所建议的9小时睡眠[47]。当然，比上课时睡着危险更大、代价更高的是开车时睡着或注意力不集中。入学时间过早和青少年车祸之间存在直接联系。在睡眠基金会2010年的科学会议上，睡眠医师罗伯特·沃罗纳联合机动车管理局比较了有关青少年驾驶的县级车祸记录和入校时间。在弗吉尼亚海滩，入校时间为7: 20，而青少年车祸率为6.54%。在邻近的切萨皮克县，入校时间比弗吉尼亚海滩要晚1小时20分钟，为8: 40，而青少年车祸率为4.62%[48]。在另外一个县，入校时间从7: 30调整到8: 30后，青少年车祸率下降了16%[49]。

🩺 药物的使用

就像压力、肥胖以及高血压等许多现代疾病的疗法一样，睡眠的治疗方法也包括服用药物。穆罕默德·奥兹和瑞思迈公司曾进行过一项名为"百万夜"的研究，研究人员根据每个睡眠阶段的呼吸、身体运动、光线和体温等睡眠变量分析了20000名参与人员的睡眠质量，每30分钟收集一次数据，总共包括1110万睡眠小时和14亿数据点。Sleepscore Labs目前是世界上规模最大的睡眠收集程序，已经收集了超过400万个夜晚的睡眠数据，而且还在持续收集。持续不断的数据显示，超过60%的美国人都有难以入睡和彻夜难眠的问题，而且令人吃惊的是，一半以上的美国人每晚都会使用一种或多种安眠药——处方药、非处方药或草药。除此之外，还有1800万名儿童会因睡眠问题而选择就医，且其中80%的儿童都会获得处方安眠药[50]。使用安眠药的人数正在以前所未有的速度增长。1994年至2007年间，安眠镇静剂的处方数量就增长了30倍以上，是同一时期失眠率的21倍[51]。从2005年到2010年的5年时间里，急诊寻求安眠药尤其是唑吡坦（安必恩的仿制药，于1992年由美国食品药品监督管理局批准）的人数增加了220%，而45岁以上的女性占据了其中一大部分[52]。这些就诊案例中，许多都将安必恩与其他镇静剂、抗精神病药、抗焦虑药或酒精联合使用。这类安眠药还会在白天产生一些不良反应，例如严重嗜睡、思维混乱和头晕目眩。事实上，有关安必恩导致幻觉以及性梦的报道在网络上铺天盖地。这些报道有些相当搞笑，而有些比较严肃，例如服用安必恩的人会在早上看到厨房台面上摆满了坛坛罐罐，餐桌上也都是餐具，还会把车停在马路中央以及网购奇怪的东西——所有这一切都是在睡眠行走、睡眠驾驶甚至睡眠购物中完成的。而在有关安必恩使用者身穿睡衣在监狱中醒来却不知道自己怎么入狱的报道浮出水面时，检察官开始设法解决安必恩等安眠药的分类问题。这类药物并不完全符合自愿麻醉剂（如酒精）或非自愿麻醉剂（如某人在你不知情的情况下给你下药）的描述[53]。据美国国家公路交通安全管理局称，服用安必恩后的3~4小时内危害性最大，即使服用者没有睡着，其认知和协调能力也会下降，从而导致一些问题。

　　海豹突击队第六分队前队员兼作家马特·比索内特在其有关击毙奥萨马·本·拉登的著作中写道，海豹突击队队员经常服用安必恩来应对通宵训练和作战的挑战。比索内特回忆称，在和海豹突击队其他队员被派往巴基斯坦执行击毙本·拉登的冒险任务时，他因刚从安必恩导致的睡眠中苏醒过来而无法破解需要通过房间的密码。比索内特写道，从离开美国前往巴基斯坦，再到一周后返回美国，他一共吃了6片安必恩，不过对于必须按要求睡觉起床的精英部队来说，这并不稀奇。在随后针对著作的许多采访中，比索内特称他们乘坐直升机花费90分钟到了奥萨马·本·拉登位于阿伯塔巴德的住所。机组人员通知他们刚刚越过边境线进入巴基斯坦时，有一半队员都还在睡觉。比索内特表示，安必恩被特种部队广泛使用[54]。不难想象，对于作战部队来说，进入睡眠的宝贵时光是恢复精力的大好机会，尤其在不确定未来需要保持多长时间高度作战警觉的情况下。在经验丰富的老兵看来，安稳地睡上一会儿完全是一种合理的休息管理策略。

军队使用药物来诱导睡眠或保持清醒的做法由来已久。士兵可能会在几乎不睡觉的情况下连续奋战数日，驾驶员可能要在狭小幽暗的驾驶舱内保持30小时的警惕状态。而且各级军事人员可能都得忍受漫长而无聊的长夜，还会被突然爆发的短期生死搏斗所惊醒。

苯丙胺和甲基苯丙胺（冰毒）在20世纪30年代中期首次作为处方药在市场上出售，并在二战中迅速成为军队的首选宠儿。苯丙胺可以增强中枢神经系统，尤其会增强反应时间和协调能力。对于普通民众来说，这类药物被广泛用来治疗发作性睡病[1]，而且这类药物还可以降低食欲，因此还被（广告宣传）用作治疗肥胖的常规处方。军队很快注意到了苯丙胺和甲基苯丙胺让人兴奋的效果，在二战期间，英国、德国和日本军队会经常摄入这类药物[55]。人们将苯丙胺称为"本尼（Benny）"。1946年有研究表明，二战期间大约消耗了1.5亿片苯丙胺[56]。从德国的坦克乘员到日本的神风特别攻击队驾驶员，苯丙胺药片和甲基苯丙胺药片成了战争必不可少的一部分。

在1942年到1945年，也就是阿道夫·希特勒生命的最后三年，他每天都要让其私人医生西奥多·莫雷尔给自己注射20剂药物。在这些混合药物中，有一种是冰毒，希特勒每天早晨以及在发表煽动性演讲之前都会进行注射。事实上，希特勒使用的静脉注射剂包含了激素和海洛因在内的各种物质。而且据相关记载，希特勒甚至会在中途叫停巡视的私人火车，以确保注射可以顺利施行[57]。美国情报机构的有关报告显示，希特勒死前经常服用的药物和麻醉剂有大约74种，且每次静脉注射都由其私人医生进行记录。

---

1 发作性睡病是一种原因不明的慢性睡眠障碍，临床上以不可抗拒的短期睡眠发作为特点，多于儿童期或青年期起病。

约翰·F.肯尼迪总统长期患有原发性慢性肾上腺皮质功能减退症（艾迪生病），阿道夫·希特勒也患有这种疾病，如果不进行治疗，患者就会有生命危险。肯尼迪当选总统以后，通常会使用激素来调节自身腺体分泌不足的问题。这让有些人不禁猜测，是否这种补剂导致了肯尼迪臭名昭著的滥交行为。此外，肯尼迪会持续感受到强烈的背痛，还取出了突出的椎间盘以及进行了脊柱融合手术。肯尼迪感到非常痛苦，最终接受了马克斯·雅各布森医生的疼痛缓解建议。马克斯医生是一名犹太医生，20世纪30年代末逃离了德国。他很快在美国变得小有名气，为玛丽莲·梦露、埃尔维斯·普雷斯利、伊丽莎白·泰勒和法兰克·辛纳屈等好莱坞巨星以及一些初出茅庐的小明星提供鸡尾酒注射剂。

在当选总统之前，肯尼迪就经人介绍认识了马克斯医生，当时艾迪生病让他在竞选活动中感到极度疲劳、昏昏欲睡。马克斯医生在和瑞士著名精神病学家卡尔·荣格一起工作时完善了其"精力配方"，并被纳粹军队采用，他们发现这种配方可以极大地提高武装党卫军的警惕性和攻击力。使用这种配方之后，肯尼迪的疲劳和背痛很快就得到了缓解。一般来说，这是一种甲基苯丙胺混合物。马克斯医生十分注意肯尼迪的用量。他十分清楚，阿道夫·希特勒和爱娃·布劳恩都对自己的注射配方产生了严重依赖。

尽管如此，马克斯医生还是照例以治疗"邓恩夫人"这个根本不存在的女人为借口进入白宫，最终为总统肯尼迪和第一夫人杰奎琳·肯尼迪进行了治疗和注射。通常来说，马克斯医生会乘坐一架非商用小型双翼赛斯纳飞机前往华盛顿特区，且一年多达30次，飞机由肯尼迪的摄影师马克·肖驾驶，而马克后来也成为世界著名杂志《生活》《时尚芭莎》和《名利场》的摄影师。

肯尼迪和尼克松之间的辩论引人注目、至关重要，但在这场辩论的前几个小时，肯尼迪一直处于极度疲劳的状态，几乎听不到他的声音。马克斯医生赶到后给肯尼迪的脖子、喉咙以及喉头注射了足量的甲基苯丙胺[58]。几乎片刻之后，肯尼迪就恢复了活力，做好了辩论准备，并最终改变了总统竞选的势头，也改变了美国历史。在担任总统期间，肯尼迪会通过注射药剂、摄入药片和植入颗粒等方式服用各种药物，来对抗疲劳和疼痛。最终，导致肯尼迪死亡的并不是艾迪生病或治疗背痛的药物，而是他在被刺杀当天穿着的紧身内衣——一件护背，旨在让他可以在汽车游行中挺直身体、免除疼痛。杀手一共开了两枪，第一枪射中了肯尼迪的脖子，并没有使其丧命，但正是因为后背的固定支撑，肯尼迪无法弯下腰，只能挺直身体，最终受到致命的第二枪。

在1970年著名的阿波罗13号任务中，速效药丸就帮助宇航员成功返回地球。20世纪60年代有研究表明，睡眠不足的军事人员服用苯丙胺后，认知和生理功能就会逐渐恢复[59]，而且几乎不存在任何不良反应，这使美国战略空军司令部及后来的战术空军司令部分别于1960年和1962年先后批准将苯丙胺用于军事人员[60]。阿波罗13号三名宇航员想方设法安全返回地球的历程堪称美国国家航空航天局（NASA）的"最辉煌时刻"。三名宇航员当时处在极度疲乏的状态，NASA休斯敦控制中心要求吉姆·洛弗尔及其队员服用甲基苯丙胺和右旋苯丙胺[60]。目前，右旋苯丙胺虽然已经过官方批准可以用于军队飞行员和军人，但需要按照严格的指导标准使用，要参照飞行时间及任务间隔时间等参数[60]。

如今，安眠药通常会用于美国国家航空航天局的太空任务，可以帮助大脑和身体获得充足睡眠，对昼夜节律被扰乱的宇航员十分有利。国际空间站人员也会因为任务繁重而服用抗精神病药、抗抑郁药和抗焦虑药，他们甚至还会受到一系列的身体限制。随着科学家们意识到持续数年的太空任务会对心理健康造成严重的不良影响，对于如何在太空中保持心理健康的关注已经越来越多[61]。对此，罗伯特博士认为，完成长期探索类任务的许多威胁目前都与社会科学领域有所重叠[62]。而如果任务要历时数年，如未来探索火星的任务，宇航员需要拥有持久稳定的健康，这至关重要。

事实上，发射当日心理做好"升空准备"可能并不意味着宇航员在接下来历时半年、两年或三年的任务中有稳定的健康状况。再一次，人类迫使大脑和身体的固有本能应对一些陌生环境，而人类几乎没有内在应对技能。宇航员之间关系的起伏以及NASA所称的"孤立封闭环境（ICE）"都会对健康产生不利影响。某个人的餐桌礼仪以及其他一些令人不快的小事可能会升级为长期低级的冲突，从而抑制宇航员的工作水平[62]。而且，这些小事也有可能酿成大祸。

宇航员莉萨·诺瓦克被指控蓄意伤害，但她拒绝出庭与同事空军上尉科琳·希普曼对峙并驾车逃离近1000英里，这也让她登上了报纸的头版头条。这两名女性和一名男性宇航员处于三角恋关系中。诺瓦克被逮捕以后，警方在其车中发现了一把匕首、一根木槌、一根橡胶管和一把气枪[63]。在许多人看来，这件事最令人出乎意料的是，诺瓦克7个月前刚从太空返回地球，而在这项太空任务中，她被评定为心理健全。设想一下，如果诺瓦克这7个月不是在地面度过，而是在进行一项为期3年的火星探测任务，那宇航员的精神状态以及工作安全都有可能受到严重影响。

当然，甲基苯丙胺在大众生活中的使用也在逐步增加。注意缺陷多动障碍（ADHD）正在引起美国越来越多人的关注，且过去的四年以来，针对注意缺陷多动障碍的处方药在成年人中增加了50%以上，在年轻成年人中翻了一番[64]。此外，阿德拉（Adderall）这种甲基苯丙胺甚至已经流入适应证外的广阔市场，从华尔街到硅谷、从建筑工人到在校大学生，这些年轻使用者都在追求一种可以与周围环境保持持续联系以及持续维持日常工作状态的快捷方式。2020年，注意缺陷多动障碍药品的产业价值就高达130亿美元，如今其规模预计会增长到咖啡产业的一半[65]。本着"打不过就加入"的精神，《福布斯》杂志最近记叙了注意缺陷多动障碍药物的"超级力量"，并列举了许多取得巨大成就的注意缺陷多动障碍患者，例如维珍集团创始人理查德·布兰森爵士、宜家的创始人兼总裁英格瓦·坎普拉德以及美国最大投资公司嘉信理财创始人查尔斯·施瓦布。一谈到高成就和不知疲倦的工作表现挂钩，这类注意缺陷多动障碍患者及其使用过的药物就很有可能引领一种新兴的流行文化趋势[66]。

在硅谷，竞争异常激烈的环境催生了"生物黑客"——试图通过饮食以及所谓的益智药和拉西坦类药物来改善大脑和身体。益智药是一种混合药，通常包括许多标签外用药，例如少量的麦角酸二乙基酰胺（LSD）和苯丙胺，许多益智药仍按照"传统"将咖啡因和氨基酸混合在一起。拉西坦类药物包括莫达非尼（一种兴奋剂），而其他一些则包括美国食品药品监督管理局（FDA）未批准的药物和世界反兴奋剂机构禁用的物质[67]。

一般来说，人类往往无法吸取历史教训，例如20世纪50年代，商用卡车司机使用苯丙胺十分盛行，每年会生产80亿~100亿粒药丸，而这些卡车司机会消耗其中一半，即使苯丙胺处方药的开具数量也有过低潮[67]。这种流行趋势最终得以披露，因为在高速公路上卡车司机出现幻觉而导致车祸的案例不断出现，在警方和FDA的调查压力下，习惯在运输中服用药物的卡车司机开始意识到这一危机。

即使存在教训，莫达非尼仍是华尔街交易商的首选药物。作为一种强效兴奋剂，莫达非尼不会刺激大脑中占支配地位的多巴胺奖励中枢，也不会导致成瘾，可以让使用者注意力集中、获得无限的精力以及感到更高层次的幸福。人们推测，莫达非尼是电影《永无止境》的灵感来源。在这部影片中，布莱德利·库珀扮演一个呆头呆脑的作家，但意外服用一种神秘药片之后突然开了窍，并获得了非凡的智商、情商和能力。毫无疑问，对于经历疾病痛苦的患者来说，药物可以挽救生命，也可以延长寿命，但在许多其他情况下，通过药物改变现实情况的做法正在使人变得越来越依赖药物。

走在美国的大街上，你会发现有十分之一的儿童都在服用注意缺陷多动障碍药物。美国各州情况各不相同，内华达州有4.3%的儿童患有注意缺陷多动障碍，而肯塔基州则有14.8%。玛丽莲·韦琪医生在其著作《一种童年疾病：注意缺陷多动障碍为什么会在美国盛行》（A Disease Called Childhood: Why ADHD Became an American Epidemic）中指出，法国儿童注意缺陷多动障碍的确诊率不到0.5%。许多社会和文化因素会极大地影响法国家庭中儿童的行为，法国医生反对用来定义注意缺陷多动障碍的《精神障碍诊断与统计手册》（DSM）。相反，很久以前，法国精神病学联合会就做出决定从社会障碍角度重新定义可观察的注意缺陷多动障碍行为，认为这些行为可以通过咨询和心理治疗得到解决，而非通过药物干预[68]。然而，过去几年的有关分析表明，法国定义注意缺陷多动障碍行为的方式可能忽视了法国儿童注意缺陷多动障碍的现实情况，而且法国医学界着重强调环境和社会因素，而忽视导致注意缺陷多动障碍的确切神经系统成因，这种看法导致许多法国临床医生会对注意缺陷多动障碍视而不见[69]。事实上，《精神障碍诊断与统计手册》第五版（DSM-5）表示，社会对注意缺陷多动障碍的文化解读可能会影响不同国家的确诊比例，而从全球来看，这一比例为5%~7%。

当今社会，人们每天都生活在极具刺激性的光污染中，且在繁忙的日程安排下逐渐忽视正常的昼夜节律，这也难怪，现在的人们很难按时作息。近些年来，一提到睡眠不足和不规律睡眠导致的生理危害，医生和飞行员等需要倒班的人会受到主要关注。如今，高危人群是指那些把日新月异的网络世界装在口袋里或放在指尖上的人。通过无休止的媒体流量和媒体交际，这些干扰睡眠的设备吸引着人们的注意力，并模糊工作生活和家庭生活之间的社会和文化界限。尽管数字设备发出的人造光线会扰乱并延迟睡眠习惯，但即使没有智能手机，新的社交期望也层出不穷，例如与他人的网络生活时刻保持联系。出生在即时数字世界的儿童和年轻成年人正在形成一些新型社习惯，他们似乎永远都在担心错过新出现的社交媒体热点以及同龄人的日常更新。对于人类历时已久的进化史而言，这些变化才刚刚发生，人类也才刚刚开始意识并感受到现代社会这种睡眠紊乱的不良后果。

可以肯定的是，人类使用助眠剂和促醒剂的历史由来已久，但人类似乎并没有主动吸取过往教训，除非这种意愿包括制造更好的药物。而且这种药物开蒙的反作用力就是药物本身的性质。随着成瘾性较低的药物逐渐投入市场，人们接受药物引起的精神不振或精力充沛的情况会变得越来越普遍。从其核心来看，人类原始生理功能几乎不需要进行调整，而如果无法遵循这一点，无论是通宵加班后开车回家的同时大声唱歌以保持清醒，还是强迫自己从床上爬起以赶上过早的入校时间，又或是睡觉时把闪闪发光、嗡嗡作响的手机放在枕边，人的大脑和身体就只能承受这么多的干扰，除非可以控制生理需求并强迫自己进行休息。服用药物并不会导致长时间的出色表现。人们的短期注意广度会在周围即时信息的影响下发生变化，产生许多新型现代健康危害，而人们必须以清晰的头脑、坚定的决心来应对。

┨ 参考文献 ┠

1. Lee ML, et al. High risk of near-crash driving events following night-shift work. Proc Natl Acad Sci U S A. 2016; 113 (1): 176–81.

2. Poudel GR, et al. Losing the struggle to stay awake: divergent thalamic and cortical activity during microsleeps. Hum Brain Mapp. 2014; 35: 257–69.

3. Green P. Sleep is the new status symbol. The New York Times, 8 Apr 2017.

4. Ekirch AR. Sleep we have lost: pre-industrial slumber in the British Isles. Am Hist Rev. 2001; 106 (2): 343–86. Oxford University Press.

5. Harvard Gazette Press Release. 2007. New study shows naps may reduce coronary mortality. Boston: Harvard School of Public Health. http: //archive.sph.harvard.edu/press-releases/2007-releases/press02122007.html.

6. Naska A, Oikonomou E, Trichopoulou A, Psaltopoulou T, Trichopoulos D. Siestas of health adults and coronary mortality in the general population. Arch Intern Med. 2007; 167 (3): 296–301.

7. Medvedev A. Shedding near-infrared light on brain networks. J Radiol Radiat Ther. 2013; 1: 1002.

8. Tucker MA, et al. A daytime nap containing solely non-REM sleep enhances declarative but not procedural memory. Neurobiol Learn Mem. 2006; 86 (2): 241–7.

9. Jaggard V. Naps clear brain's inbox, improve learning. National Geographic News, 23 Feb 2010.

10. Moser D, et al. Sleep classification according to AASM and Rechtschaffen & Kales: effects on sleep scoring parameters. Sleep. 2009; 32 (2): 139–49.

11. Gordon AM. Your sleep cycle revealed. Psychology Today, 26 July 2013.

12. Pase MP, Himali JJ, Grima NA, Beiser AS, Satizabal CL, Aparicio HJ, Thomas RJ, Gottlieb DJ, Auerbach SH, Seshadri S. Sleep architecture and the risk of incident dementia in the community. Neurology. 2017; 89 (12): 1244–50.

13. McNamara P. Psychopharmacology of REM sleep and dreams. Psychology Today, 4 Dec 2011.

14. Jiva TM. Pharmacological effects of REM. Sleep Review, 7 May 2002.

15. Moore TJ, Mattison DR. Adults utilization of psychiatric drugs and differences by sex, age, and race. JAMA Intern Med. 2017; 177 (2): 274–5.

16. Kaufman DM. Clinical neurology for psychiatrists, XI. Philadelphia: Saunders; 2007.

17. Nicholson C. Strange but true: less sleep means more dreams. Scientific American Health, 20 Sept 2007.

18. Ebrahim IO, Shapiro CM, Williams AJ, Fenwick PB. Alcohol and sleep I: effects on normal sleep. Alcohol Clin Exp Res. 2013; 37 (4): 539–49.

19. Heffron TM. Insomnia awareness day facts and stats. American Academy of Sleep Medicine, 10 Mar 2014. www.sleepeducation.org.

20. Roehrs T, Papineau K, Rosenthal L, Roth T. Ethanol as a hypnotic in insomniacs: self administration and effects on sleep and mood. Neuropsychopharmacology. 1999; 20 (3): 279–86.

21. Frezza M, et al. High blood alcohol levels in women. The role of decreased gastric alcohol dehydrogenase activity and first-pass metabolism. N Engl J Med. 1990; 322: 95–9.

22. Guglielmo B, Silvana P. Sleep and obesity. Curr Opin Nutr Metab Care. 2011; 14 (4): 402–12.

23. Theorell-Haglöw J, Berne C, Janson C, Sahlin C, Lindberg E. Sleep. 2010; 33 (5): 593–8.

24. Obesity Society. Insulin sensitivity: one night of poor sleep could equal six months on a high-fat diet, study in dogs suggests. Science Daily, 4 Nov 2015.

25. Pejovic S, Vgontzas AN, Basta M, Tsaoussoglou M, Zoumakis E, Vgontzas A, Bixler EO, Chrousos GP. Leptin and hunger levels in young healthy adults after one night of sleep loss. J Sleep Res. 2010; 19 (4): 552–8.

26. Hayes AL, Xu F, Babineau D, Patel SR. Sleep duration and circulating adipokine levels. Sleep. 2011; 34 (2): 147–52.

27. Schmid SM, et al. A single night of sleep deprivation increases ghrelin levels and feelings of hunger in normal weight healthy men. J Sleep Res. 2008; 17 (3): 331–4.

28. News Release. Sleepless in the south: Penn medicine study discovers state and regional prevalence of sleep issues in the United States. Penn Medicine News, 23 Feb 2012.

29. Bernardo R. Most & least stressed states. WalletHub, 2017. https://wallethub.com/edu/most-stressful-states/32218/.

30. Chukwuonye IL, et al. Prevalence of overweight and obesity in adult Nigerians – a systemic review. Diabetes Metab Syndr Obes. 2013; 6: 43–7.

31. Walker M. Why we sleep: unlocking the power of sleep and dreams. New York: Scribner; 2017.

32. Cooke R. The shorter your sleep, the shorter your life: the new sleep science. The Guardian, 24 Sept 2017.

33. Besedosvsky L, Lange T, Born J. Sleep and immune function. Pflugers Arch. 2012; 463 (1): 121–37.

34. Fitzgerald BR. Data point: how many hours do millennials eat up a day. Wall St J. May 13, 2014.

35. PWC. Millennials at work: reshaping the workplace, 2008. www.pwc.com.

36. Blodget H. 90% of 18–29-year-olds sleep with their smartphones. Business Insider, 21 Nov 2012.

37. Power S. Sleepless in school? The social dimensions of young people's bedtime rest and routines. J Youth Stud. 20 (8): 945–58.

38. Pei J. Smartphones interfere with teen sleep in unprecedented ways. Vanwinkle Online, 30 June 2017.

39. TeleNav. Survey finds one-third of Americans more willing to give up sex than their mobile phones. TeleNav Survey. Sunnyvale: Sunnyvale Press Room; 3 Aug 2011.

40. ScienceDaily. Light-emitting e-readers before bedtime can adversely impact sleep. Boston: Brigham and Women's Hospital Press Release; 22 Dec 2014.

41. Richter R. Among teens, sleep deprivation an epidemic. Stanford Medicine News Center, 2015. www.med.stanford.edu.

42. Wheaton A, Ferro GA, Croft JB. School start times for middle school and high school students – United States, 2011-12 school year. MMWR Morb Mortal Wkly Rep. 2015; 64 (30): 809–13.

43. American Academy of Pediatrics. Let them sleep: AAP recommends delaying start times of middle and high schools to combat teen Sleep deprivation. News Room, 25 Aug 2014.

44. American Academy of Pediatrics. School start times for adolescents: policy statement. Pediatrics. 134 (3): 642–9.

45. Jacob BA, Rockoff JE. Organizing schools to improve student achievement: start times, grade configurations, and teacher assignments. The Hamilton project. Brookings institute discussion paper. Washington, DC: Brookings Institute; 2011.

46. Lufi D, Tzischinsky O, Hadar S. Delaying school starting time by one hour: some effects on attention levels in adolescents. J Clin Sleep Med. 2011; 7 (2): 137–43.

47. Basch CE, Basch CH, Ruggles KV, Rajan S. Prevalence of sleep duration on an average school night among 4 nationally representative successive samples of American high school students, 2007–2013. Prev Chronic Dis. 2014; 11: 140383.

48. Vorona RD, Szklo-Coxe M, Wu A, Dubik M, Zhao Y, Ware JC. Dissimilar teen crash rates in two neighboring southeastern Virginia cities with different high school start times. J Clin Sleep Med. 2011; 7 (2): 145–51.

49. Danner F, Phillips B. Adolescent sleep, school start times, and teens. J Clin Sleep Med. 2008; 4 (6): 533–5.

50. Doheny K. Sleep drugs often prescribed for kids. WebMD, 1 Aug 2007.

51. Romm C. Americans are getting worse at taking sleeping pills. The Atlantic, 12 Aug 2014.

52. The DAWN Report. Emergency department visits for adverse reactions involving the insomnia medication zolpidem, 1 May 2003.

53. McCabe A. The disturbing side effect of Ambien, The No. 1 Prescription Sleep Aid. Huffington Post, 15 Jan 2014.

54. Hudson J. How does SEAL team six get to sleep? Lots of Ambien. The Atlantic, 11 Sept 2012.

55. Cornum R, Caldwell J, Cornum K. Stimulant use in extended flight operations. Airpower J. 1997; Spring: 53–8.

56. Bett WR. Benzedrine sulphate in clinical medicine: a survey of the literature. Postgrad Med J. 1946; 22: 205–18.

57. Doyle D. Adolf Hitler's medical care. J R Coll Physicians Edinb. 2005; 35 (1): 75–82.

58. Lertzman R, Birnes W. Dr. Feelgood. New York: Skyhorse Publishing; 2013.

59. Weiss B, Laties VG. Enhancement of human per-formance by caffeine and the amphetamines. Pharmacol Rev. 1962; 14: 1–36.

60. Kamienski L. Shooting up: a short history of drugs and war. Oxford: Oxford University Press; 2016.

61. Vakoch DA. (ed). 2011. Psychology of space exploration. The NASA history series. Washington: National Aeronautics and Space Administration Office of Communications.

62. Barrett R. Borrowing from security strategy: can red teams help astronauts prepare for crew conflict in space? Can Mil J. 2009; 9: 4.

63. Morris NP. Mental health in outer space. Scientific American, 14 Mar 2017.

64. Schwarz A. Report says medication use is rising for adults with attention deficit. The New York Times, 12 Mar 2014.

65. IBIS World Report. ADHD medication manufacturing: market research report, Aug 2016.

66. Archer D. ADHD: the entrepreneur's superpower. Forbes Magazine, 14 May 2014.

67. Kendall M. "Hacking" the brain: Silicon Valley entrepreneurs turn to fasting and "smart drugs". The Mercury News, 9 July 2016.

68. Wedge M. A disease called childhood: why ADHD became an American epidemic. New York: Avery; 2015.

69. Ellison K. French kids DO have ADHD. Psychology Today, 4 Nov 2015.

第六章

人天生就
喜欢冒险吗

1944年6月6日晚，盟军最高司令德怀特·D. 艾森豪威尔用铅笔匆匆写下一张便条，并将其放在制服口袋里。其内容主要是艾森豪威尔的承诺：如果诺曼底登陆失败，他将全权承担责任。艾森豪威尔精心策划了袭击驻法德军的诺曼底登陆（代号"霸王行动"），但与之形成鲜明对比的是，他用铅笔书写的便条显示了这场历史性登陆伴有极大风险。便条上写道："我决定在此时此地发起进攻，完全基于可获得的最佳信息。陆军、空军和海军士兵英勇顽强、恪尽职守、尽其所能。如果这次行动有任何差池，我全权负责。"

这支登陆部队由15.6万名英国、美国和加拿大士兵组成，部署在5000艘战舰和11000架飞机上，他们不仅要抵抗盘踞已久且优势明显的德军及其应征兵，还要应对恶劣天气、情报失误等情况，预防补给线等关键军事弱点出现问题，可谓在各个方面都会受到威胁。美国"幽灵部队"以"坚韧行动"为代号进行了周密的安排，在两个不同的登陆点蓄势待命，从而使德军领导人误以为盟军最有可能从挪威或加来海峡登陆，加来海峡是连接英法两国之间的最短海上通道。

要让德军相信这一安排，就需要西班牙人胡安·普约尔高超的间谍技术。胡安·普约尔是名双重间谍，且已逐渐赢得了英国军情五处[1]的信任。

1　英国军情五处是世界上最具神秘色彩的谍报机构之一。

普约尔虚构了许多人物和特工，让纳粹追捕，还向德军司令散布有关盟军登陆地点的虚假信息。普约尔出色的间谍活动中唯一的隐患是一个非常了解他的人。二战期间，伦敦饱受战争踩躏，人们的生活条件极其恶劣，食物供应也得不到保障，普约尔的妻子厌倦了这种生活，扬言要揭发丈夫的间谍活动，除非英国军情五处给她自由并大力回馈西班牙，正是这一威胁几乎使诺曼底登陆计划毁于一旦。作为间谍，普约尔安排别人绑架了他的妻子，让人蒙上她的眼睛，并把她带到一个审讯中心，在这里他和受到惊吓的妻子团聚。然后，普约尔让妻子相信她是在自己的"帮助"下才被释放，并让她承诺会尊重自己的间谍生活，包括有关诺曼底登陆的一些欺骗计划。

尽管这种千钧一发的情况在情报领域十分常见，但诺曼底登陆很大程度上还取决于最佳的天气状况。具体来说，艾森豪威尔需要的是满月、低潮和风平浪静。一连好几个星期，几个国际气象团队都在争分夺秒，想在诺曼底登陆之前做出最准确的预测。最终事实证明，原定的6月5日并不合适，这是因为当天会出现疾风，从而使登陆艇无法平稳运行。但并非所有气象团队都同意这一看法。因此，在意见相左的情况之下，艾森豪威尔面临着艰难的抉择。那天早晨，艾森豪威尔采纳了其中一位美国气象学家的预测，将诺曼底登陆的时间向后推迟了一天，即6月6日。尽管这位美国气象学家预测6月6日不会出现疾风，但前一天的大风仍然十分强劲，给准备将盟军运往法国海岸的登陆艇带来了威胁。尽管困难重重，但正如所有人都知道的那样，盟军最终登陆成功，成千上万的士兵奋勇向前，冲进了德军的枪林弹雨之中。

诺曼底登陆前的日子里，艾森豪威尔可谓肩负着拯救世界命运的重担。他一连好几个月都在夜以继日地工作，导致血压升高，身体状况十分危险。除此之外，他每天会喝大量咖啡，烟也要抽四包。将诺曼底登陆推迟24小时只会增加艾森豪威尔的工作量，因为这意味着要向数千艘蓄势待发的船舰和司令员发送编码信息，确保所有人都不会错过延迟指令，以免泄露盟军的藏身之地。由于潮汐、月光和天气原因，艾森豪威尔只有三天时间发动进攻，这让他承受着巨大的压力。诺曼底登陆计划在实施前的好几个月就得到了审查和批准，但英国空军上将马歇尔·马洛里在行动前的几天向艾森豪威尔私下透露，他担心准备空降到法国本土以夺取连接内陆海滩狭窄堤道的空降部队会在降落之前就损失90%的战斗力。这种情况一旦发生，就意味着无法夺取堤道，导致登陆艇上成千上万的士兵会遭到屠杀，诺曼底登陆也会宣告失败。深思熟虑之后，艾森豪威尔表示他的指令将不会改变，并将按照计划推进诺曼底登陆。历史证明，尽管困难重重，空降伞兵只损失了8%的战斗力[1]。

这并非意味着艾森豪威尔不关心士兵的安危，也并非意味着他认为这些士兵在战斗中是可有可无的炮灰。事实上，情况恰恰相反。诺曼底登陆前夕，艾森豪威尔坚持要在101空降师进入德军控制的领地之前亲自到机场看望他们。艾森豪威尔遮住自己的车牌号，也不带任何随从，他只想单独和士兵们待在一起，作为一名士兵、一个普通人和他们面对面交谈。

7.3万名美国士兵及8.3万名英国和加拿大士兵的登陆点一共包括五个海滩——代号分别为"剑滩""朱诺""金滩""奥马哈"和"犹他"。在美军带领登陆的奥马哈海滩，德军的防御势力尤为强劲，导致美军首轮进攻有90%的人都葬身在了德军的炮火之下。奥马哈海滩除了是五个进攻点中最致命的一个，还是著名战地摄影记者罗伯特·卡帕初出茅庐的地方。卡帕是一个匈牙利犹太人，他在诺曼底登陆当天随着第一波登陆艇登上奥马哈海滩，赤手空拳地和第一批上岸的美军并肩作战，如今仍被视为有史以来最伟大的战地摄影师。

在枪林弹雨中，卡帕把三个康泰时相机挂在脖子上，从登陆艇上跳入齐腰的深水之中，而出乎意料的是，他竟然毫发无损。与周围的士兵不同，卡帕不能降低身姿、不能潜入水中，也不能游泳，以免损坏他的摄影设备。尽管如此，他还是朝着德军铜墙铁壁般的炮兵部队走去，踏上了德军动用苦役埋有600万枚地雷的沙滩。与卡帕在一起的还有一名犹太医生和一名爱尔兰牧师，他们也无所畏惧、勇往直前，成功踏上了奥马哈海滩。卡帕拍了一张又一张照片，他在回忆录中曾记录这一经历：周围的士兵成百上千——有人在痛苦地尖叫，有人被炸成碎片在空中乱飞，还有许多人浑身是火，海水都被鲜血染成了红色[2]。

德军的枪弹炮火使人只有10%的生还概率，不过卡帕即使作为一名普通民众，最终还是活了下来，并拍摄了100多张照片，记录了那场血腥的海滩登陆。但就像那天士兵的生存概率一样，只有11张照片被成功保存并打印了出来。卡帕拍摄的照片成了展现二战的经典照片，《生活》杂志将这11张照片全部刊登，并十分体谅地解释道，照片之所以有些模糊，是因为面临周围惨绝人寰的屠杀，卡帕的双手不免会抖动。

📋 有史以来最重要的风险评估之一

诺曼底登陆的巨大风险不容小觑。登陆前夕，温斯顿·丘吉尔给妻子简单写了封信，其中包括流传至今的话——"你知道吗？当你早上醒来的时候，可能有2万人已经丧命"[3]。最终，诺曼底登陆以数万人的生命为代价才扭转战局。不过，将整个世界从暴政中解救出来肯定会产生更加深远的影响。

著名军事理论家卡尔·冯·克劳塞维茨将良好的军事战略视为可以结束战争的手段。就像克劳塞维茨许多简短而有力的论断一样，这个相当简单的论述中隐藏着层出不穷的难题，例如达成目的的"手段"包含什么，以及人们为了达成目的又会主动付出什么代价。对于艾森豪威尔、丘吉尔和罗斯福这样决定诺曼底登陆的领导人来说，扭转战争局势并战胜德国所产生的巨大意义值得孤注一掷，其潜在风险就是会失去英勇的士兵、飞机船舰、领土以及承受德军如果胜利将会发起的报复行为。

许多情况下，指挥成千上万人朝着死亡铤而走险的能力并不是领袖愚蠢的体现。也不像有人所说的那样，这只是某种冷酷经济计算的一个侧面。艾森豪威尔十分在乎士兵的生命，并不在乎是否会因领导出色而获得某种荣誉。

艾森豪威尔的决定可能是有史以来最重要的风险评估之一。评估成本和收益本来就是人类生存固有的一个过程。人类与生俱来的本能会赋予自身一种独特的能力，使其可以评估潜在回报以及获取这些回报的成本。一般来说，这种判断会符合逻辑，但有时也会基于一种固有本能的直觉，例如直接经验以及历史给予的间接经验。最终，艾森豪威尔不得不权衡各种选择，制订出他所认为的最佳行动方案，同时判断如果延迟行动，是否存在德军掌握整个计划的风险，以及判断如果天气、潮汐和最初进攻没能按预期发展，是否会有行动失败的风险。人们做出决定的过程不一定杂乱无章、毫无计划。人类与生俱来的本能根深蒂固，就像军队司令对历史上的军事战役以及军事理论十分了解一样，人类的这些本能是在无数次与敌友的艰难进化较量中磨炼出来的。但是，所有决策都是理性思考、深思熟虑后的结果吗？还是这些决策的背后是藏在人们内心深处的社会和生理本能呢？

🩺 风险评估与决策

如何做出决策、如何掌控局势以及如何在极端高风险的环境中鼓舞他人，这些并不只是属于军事领域。阿波罗13号从太空奇迹般地返回地球、1979年加拿大人从伊朗秘密救出美国人质以及埃德蒙·希拉里和丹增·诺盖第一次登上珠穆朗玛峰，这些都是勇敢向前、坚忍不拔的实例，而且这样的例子不胜枚举。

那些看过《星际迷航》的人肯定会满心欢喜地想起柯克船长（威廉·夏特纳饰）和斯波克（伦纳德·尼莫伊饰）决策方式的鲜明对比。柯克满是激情却头脑清醒，是一位可以读懂他人（外星人）意图的领袖人物。相反，斯波克则几乎没有任何激情，是一位纯粹按照逻辑进行判断（例如快速计算集体得失）的科学官。这些不同的个性特点成了该剧刻画人物解决问题能力的主要方式。柯克通常会凭借直觉使自己冒不必要的风险或是诱使敌人冒险，而这种决策方式通常与斯波克的逻辑演算背道而驰。

大多数人进行决策以及预估风险和回报时都更像柯克，而不是斯波克。尽管柯克通常会根据以往经验教训进行决策，但大多数人都是在内心深处固有欲望的推动下进行决策，而且人们完全没有意识到这一点。不过，这些帮助人类生存的进化本能也会对人类的行为和健康产生不利影响。

判断危险并将风险控制在可承受的范围之内，这种倾向并不罕见，也不专属于人类。人类拥有高度发达的执行功能，因而具有评估风险的独特能力，尽管如此，人类还是会受到固有本能的影响，而这些本能就深藏于人类不断演进的操作系统中。

决策奖励

生物学家在整个动物界发现，有些物种会评估风险，它们的行为乍一看似乎相当鲁莽，但实际上总是与某种形式的奖励有关。影响人们做出冒险举动以及经常影响人们进行决策的奖励并不总是显而易见，往往隐藏在人们有意识的逻辑演算之外。

路易斯维尔大学的研究员李·杜加金在研究生阶段就开始研究动物的冒险行为，后来更是对此着迷。杜加金调查了花鳉科中一些鱼的奇怪行为，这些鱼通常会选择冒着极大的风险离开鱼群的保护，去寻找并挑衅那些以它们为食的大鱼[4]。可以想象，这种奇怪的行为通常会造成相当严重且直接的威胁，即会被捕食者轻易吃掉。的确，四处游荡的孔雀鱼（孔雀花鳉）通常会迎来这种命运。然而，孔雀鱼如果在这种视死如归的英勇行为中得以幸存，就会在成功返回之后优先获取配偶权，而这就是冒险的奖励。

在自然界中，雌性往往喜欢敢于冒险、毛色艳丽以及精心设计求爱方式的雄性，因为这些都是良好基因的表现。杜加金的研究表明，面对一个毛色艳丽的雄性和一个敢于冒险的雄性，雌性大多数情况下都会选择毛色没有那么艳丽但极具冒险精神的雄性[5]。与传统观点不同，科学家们猜测，雌性孔雀鱼看到雄性孔雀鱼寻找捕食者并躲过它们闪电般的利齿时，会将雄性孔雀鱼的这种冒险行为看作保护雌性孔雀鱼（及其基因）所需的生存经历。除了孔雀鱼，其他生物也存在这种反捕食或"反向跟踪"的行为。例如，成年瞪羚会正面接近狮子和猎豹，有时甚至还会尾随食肉猫科动物。这种反向跟踪会抑制猫科动物突然袭击，从而降低整体风险[6]。

高风险行为带来的配偶选择优势在古罗马的角斗士身上也有所体现。他们的危险之旅始于"角斗士圣礼誓言"——这是一种强制性的誓言，意味着要忍受燃烧、束缚、殴打和屠杀，同时也意味着拒绝一切可以减轻痛苦的帮助[7]。这就是生命会受到严重威胁的角斗士，他们会秉持誓言殊死奋战。角斗士往往是一些社会边缘人物、奴隶或者罪犯，通常会为了躲避刑事诉讼和判决而进行短暂艰难却十分光荣的角斗士战斗。当然，从角斗场恐怖折磨中幸存下来的最优秀的角斗士不仅能重获新生，还能得到古罗马贵族女性的秘密问候。最优秀的角斗士会和古罗马上流社会的女性偷情，这种做法尽管十分普遍，但很少有书面记载，甚至《角斗士手册》的书面文本也没有提到[8]。

古罗马一些家境富裕的女性经常会在晚上偷偷逃出家门，溜过大街小巷，最后钻进角斗士的住所。一般来说，角斗士要比普通男性更高，肌肉也更发达，因此毫无疑问，身体魅力和性欲在这些女性安排秘密约会的过程中发挥着重要作用。但是，对于这些女性来说，这样的抉择充满了极大的风险，随时都有被富豪丈夫发现并抛弃的危险，还有受到人身伤害的威胁，甚至还有可能会怀上角斗士（经济社会地位低下）的孩子。这种风流韵事在当时十分常见，以至有传闻认为，邪恶自大的康茂德并非罗马皇帝马克·奥里略的亲生儿子，而是奥里略的妻子福斯蒂娜和一位角斗士的私生子。这种高风险行为强调了生理作用会在很大程度上凌驾于更为保险的决策逻辑，且显示了具有无畏冒险、不顾生死精神的人为什么通常更具有基因优势。

有证据表明，男性会下意识地将追求冒险的本能当作吸引异性的策略。研究人员在研究年轻男性滑板运动员的滑板技巧时注意到，如果将进行观察的研究人员换成一位极具魅力的女性，这些运动员的睾丸素水平就会上升，而且会尝试一些风险系数更大的动作——即使这意味着他们可能无法完成难度更高的特技动作甚至还可能会受伤[9]。对他们来说，相比向心仪的女性进行炫耀，从滑板上摔倒受伤似乎就没那么重要了。自然选择的结果并不在于这种鲁莽和冒险，而是在于能够应对鲁莽和冒险的生存能力。当然，这样的生存能力也会作为奖励渗透到基因之中。人们必须在高风险的环境中生存下来。

研究表明，如果直接询问女性，她们通常并不认为爱冒险的人更有魅力。事实上，她们往往觉得谨慎小心的性格特点更具吸引力[10]，这使得高风险的示爱行为变得更加复杂。尽管这似乎与刚才的说法完全背道而驰，但如果深入探究，就会发现，与同龄男性相比，敢于冒险的男性通常会获得更高的社会地位，而正是这种较高的社会地位才使女性觉得最具吸引力。对于女性来说，社会地位更高的男性通常意味着更多的安全保障，因此，冒险在一定程度上就等同于社会地位，而社会地位一旦提高，就能吸引更多女性。不过，女性想要与之生儿育女的并不是一个只会冒险的傻子，而是一个拥有至高权力的男性，因为这样的男性可以提供保护和经济支持，将来还有能力抚育后代。

研究表明，并非所有风险都完全相同。一项针对欧洲女性和美国女性的民意调查显示，男性在社交场合的冒险行为具有魅力，但过度的冒险行为则不具有这种魅力，例如赌博或者危害个人健康的行为[11]。这就证实了一种观点，即如果人们认为风险具有重要的生存价值，那么择偶时的冒险行为就会得到回报。这样一来，颜色没有那么艳丽的孔雀鱼可能会通过展示其躲避捕食者的技能来证明自己值得作为交配对象。有观点认为，低质量男性可能会试图通过强化自身特质来使自己更加接近高质量男性，从而增加赢得女性关注和选择的机会[12]。

🧰 社交展示

人们进行社交展示的方式，也就是向他人展示自己强大外表的方式，可能已经在过去的十年里发生了前所未有的变化，原因很大程度上在于人们通过网络进行交流的方式。互联网应用的第一个时代几乎完全是单向发生的，信息缓慢地从专业编码人员的指尖流向处在被动地位的读者。许多人仍然记得拨号连接网络的缓慢网速。用户甚至可以在网页加载的间隙做个三明治，耳边不时传来刺耳的传真式拨号音。千禧一代及其之后几代将不会记得网络慢速的早期时代。这种单向信息流动的确在很大程度上是因为当时技术的限制，但也有可能是因为人们最习惯这种交流模式，就像印刷的书籍一样，是一种接受性消遣，而不是双向互动。博客为大众提供了一个平台，让那些几乎不懂或完全不懂网络的人可以发表评论专栏，且内容通常是1000多个单词的文章。但是，随着互联网的发展，许多有趣的网页都在争夺有限的注意力，因此网络媒体上的写手不得不想出吸引并保持人们兴趣的更快捷方式。短小精悍的博文受到了广泛欢迎，其次是只发布照片的社交媒体网站，这些网站将发布照片视为传递信息的一种快捷方式。

就像颜色没有那么艳丽的孔雀鱼会寻找提升自身吸引力的方法一样，互联网就像一个超级论坛一样，让人们有机会展示自己最能收获赞誉的品质。自拍照片和自拍视频是年轻一代进行社交展示以及比较社会地位最受青睐的方式。事实上，据估计，千禧一代平均会在互联网上发布2.5万张自己的照片[13]。如果快速搜索社交媒体上最热门的话题标签，就会发现"跟我做"这一标签下有3.74亿张图片，紧随其后的是"我"这一标签，有3.41亿张图片。将网络媒体作为社交展示的工具，这种做法植根于人们与生俱来的本能，即想要在同龄人中提高自身地位和排名。

也许这种原始心理表现出的一种更具危险性的方式在于，发布自拍照的人需要通过大胆冒险的行为来击败其他人的自拍照，从而脱颖而出。这与头脑简单的雄性孔雀鱼并没有太大不同——这些孔雀鱼会猛攻捕食者以赢得雌性孔雀鱼的关注，展示自己的好斗精神以及高超的存活能力可以赢得许多关注，在其他色彩艳丽的竞争者中树立威信。有统计显示，目前死于自拍的人数比死于鲨鱼袭击的人数还要多[14]。对于那些试图拍摄冒险自拍照的人来说，致死的首要原因是从高处坠落，其次就是溺水和被火车撞到[15]。

通常认为，"形象管理"是人们为改变相对地位而有意识采取的一种建构性策略。人们针对形象和表现所采取的行动及其方式都深深植根于人们潜在的本能和欲望之中。例如，很多研究都在探讨为什么大多数女性自拍时会抬高镜头，将其对准自己的面部和身体，而男性自拍时往往会将镜头置于下方，也就是俯视着镜头。对于女性来说，展现自己爱社会、有魅力、不具威胁性且顺从的一面是种进化优势，通常表现为自上而下的拍照形象。而对于男性来说，俯视着镜头会拍摄出高大威猛的支配者形象[16]。此外，相比男性，女性往往会"歪头"拍照，以显得更加楚楚动人——女性歪头拍照的平均概率要比男性大50%，且女性大概会将头倾斜12°，男性则会倾斜8°。

当然，男女自拍时并不会花时间计算头部的倾斜角度，这是人们交际过程中的一种下意识行为。人的身体不用主动引导就能传递信息，就像大脑和身体会自动运行一样，这种现象十分有趣。一个女性如果喜欢上某个男性，就会向对方露出手腕内侧或者露出更多颈部，这是两个身体最脆弱的部位。这与动物界的其他物种并无不同，尤其是与食肉动物相比。食肉动物的顺从行为叫作"抚慰"，通常表现为，地位较低的一方会翻过身子，将极易受到伤害的肚皮和脖子曝露给地位较高的一方。另外，一个男性如果对某个女性产生了兴趣，就会将脚正对着对方，即使坐着也会拉大双腿间距，从而传递一种主导、控制和性暗示信息。而且，双方根本不用刻意捕捉就能十分清楚地接收对方的信息。这些都是原始的交际模式。人们通常会在无意之中做出一些肢体语言，那是否也会在无意之中进行冒险活动呢？

📋 感觉寻求

　　吉姆·威克威尔堪称登山界的传奇人物。除了热衷于攀登地球上条件最恶劣的山峰，他还勇于进行各种冒险挑战，这是他们登山团队所有队员的共同特点，他们都具有常人难以企及的冒险精神[17]。威克威尔不仅因为出色的登山成绩而鼎鼎有名，还因为能在无数悲剧发生之后仍然坚持探险的坚韧精神而闻名遐迩。

　　1981年，威克威尔25岁的登山伙伴克里斯·克瑞布洛克穿越麦金利山的冰川时掉进了一个裂缝。因为两人绑在同一条绳子上，所以威克威尔也掉了下去，但他最终还是用冰斧和冰爪在垂直的冰面上凿了一小块立足之地。尽管肩膀骨折，威克威尔还是设法爬到了克瑞布洛克被困住的地方。克瑞布洛克的背包牢牢卡在了狭窄的冰隙之间，这让他捡回一命。他卡在冰隙深处，感到十分无助。威克威尔拼尽全力想把克瑞布洛克解救出来，但结果总是不尽如人意，最终只能继续向地面攀爬。威克威尔爬上地面后，仍想从裂缝口处把克瑞布洛克解救出来，但仍没有成功。之后，威克威尔再次拉起绳子爬向冰隙深处，想要解救克瑞布洛克。所有尝试都失败以后，威克威尔不得不接受克瑞布洛克会丧命于此的恐怖事实，而克瑞布洛克也接受了这一事实。可以想象那是一次多么绝望心碎的告别，两人探讨了遗体处理问题。威克威尔再次顺着冰隙爬回地面。那天晚上克瑞布洛克最终冻死在那里[18]。

　　这并不是威克威尔唯一一次与灾难擦肩而过。他曾目睹其他登山同伴从极高的地方跌落下去——有名女性登山者从6000英尺高的地方坠落身亡，还有两名登山者从4000英尺高的地方坠落。尽管风险重重，威克威尔还是成了第一个登上世界第二高峰乔戈里峰的美国人。在这次攀登过程中，威克威尔曾在27000英尺的侧峰上独自过夜，在-37℃的低温下克服了不可思议的困难：没有保温睡袋，没有食物、水，氧气耗竭。更具挑战性的是，威克威尔曾在半夜发现自己正在慢慢溜下山坡，朝着一个峭壁滑去，好在他及时制止了滑行。威克威尔的自传应该叫作《沉溺于危险》才比较合适[18]。

　　威克威尔及其登山伙伴真的沉溺于危险吗？登山在所有冒险行为中的风险系数

最高，研究人员试图探究冒险行为的共同特征时发现，人们主动进行极端冒险行为的背后往往存在许多不同的原因。尽管不同登山者选择绑上冰爪开始攀登山脉的动机不尽相同，但有一个特质在所有敢于冒险的人中往往十分普遍，那就是"感觉寻求"[19]。追求刺激的人更倾向于寻求新奇感或使人精神紧绷的体验，并愿意为了获得这种体验而承担风险——身体方面、经济方面、社会方面以及其他方面[20]。"感觉寻求理论"创始人马文·朱克曼认为，这种特质还与吸食毒品、过度饮酒和进行高危性行为等消极行为之间存在联系[21]。

20世纪60年代，感觉寻求量表开始出现，不过当时只测量了一种感觉寻求特质。然而研究人员很快发现，感觉寻求其实存在许多不同形式，感觉寻求量表需要测量四种特质：刺激性和冒险性寻求（TAS）、经验寻求（ES）、去抑制（DIS）、对单调的敏感性（BS）[22]。刺激性和冒险性寻求与登山等冒险运动联系最为紧密，因为能在大自然的挑战和恶劣环境中生存下来会让人感到兴奋。

还有一个针对冒险行为的理论比较盛行。该理论研究了人们进行冒险行为时可能所处的精神状态，而非共同的人格特质。根据"逆转理论"，人们能在高风险行为和低风险行为之间来回切换，这取决于周围环境、冒险时的压力以及感知的社会线索。这种逆转可能会出现在"严格长期目标驱动的行动（telic）"和"当下短期娱乐驱动的行动（paratelic）"之间。这种观点认为，大多数人在大多数时间往往处于其中一方，但一旦时机成熟也会转向另一方。这与有关幸福主义和享乐主义的理论比较相似，前者的实现途径是追求自身卓越以及树立长期目标，而后者的实现途径则是追求享受和乐趣[23]。

"刺激性和冒险性寻求"属于高感觉寻求，这种行为和超速、快速变道、紧跟前车以及伤后驾驶等攻击性驾驶也存在联系。有证据表明，感觉寻求甚至会削弱人们评估潜在风险后果的能力[24]。但这些特质在多大程度上是与生俱来的呢？

一项包含600多人的研究表明，人们对速度的追求可能具有遗传性。有助于分泌多巴胺（奖励神经递质）的遗传特质会使人们主动进行高风险行为[25]。对于喜欢跳伞、攀岩、悬崖跳水等极限运动或者酗酒、吸毒和进行高危性行为等高风险行为的冒险人士来说，传递多巴胺的基因可能与其冒险动机存在很大联系。单胺氧化酶是一种可以分解并调节多巴胺的酶，其在人体约三分之二的含量都由基因决定。单胺氧化酶含量越高，大脑中的多巴胺含量就越低，从而导致更为谨慎以及不愿冒险的做事态度[26]。研究人员认为，不论是定点跳伞、潘普洛纳奔牛节活动等风险极高的消遣活动，还是职业选择，都与多巴胺有关。如果多巴胺含量和所选职业不相匹配或存在脱节，苦恼肯定会随之而来[26]。

范德堡大学的大卫·扎尔德教授通过研究大脑延缓分泌多巴胺的能力来探究寻求新奇感的高风险行为。通过一种叫作正电子发射断层扫描的专业成像技术，扎尔德教授发现，对于主动进行冒险行为的人来说，其大脑中调节多巴胺的受体数量较少，这意味着他们进行高风险活动时会分泌更多的多巴胺。正如扎尔德所称，一味寻求新奇感和冒险的人缺乏多巴胺化学制动器，而做事更为谨慎的人则拥有这种制动器[27]。因此，尽管许多人会将爱冒险的人称为"肾上腺素的瘾君子"，但促使他们进行冒险行为的实际上是多巴胺而非肾上腺素。

对大多数人来说，包括刺激或新奇感的感觉寻求往往会在童年时期不断增加，且会在青少年时期到达顶峰。对于四类感觉寻求，男性往往会在其中三类表现出较高水平：刺激性和冒险性寻求、对单调的敏感性、去抑制，而相比之下，女性只会在其中一类表现出较高水平：经验寻求——这是一种精神感觉，一般可以通过旅行、音乐或艺术来获得。有趣的是，感觉寻求者通常更喜欢表现出红、橙、黄等颜色的暖色调艺术，而不是冷色调艺术[28]。

不过，感觉寻求都是有害的吗？人们往往认为刺激性和冒险性寻求是感觉寻求的主要架构类型，但是还有其他体验感觉的途径，如愿意"跳出原有限制"去感受不同环境和经历：结识新朋友、在旅行途中感受不同文化、改变自己的生活习惯。尽管许多人可能会理所当然地认为感觉寻求是一种危害生命的消极特质，会使人陷入无法挽回的危险境地，但感觉寻求实际上可能存在许多优势。从进化角度来看，尤其对于十几岁的男孩来说，感觉寻求会使他们产生一种跳出家庭束缚的冲动，去探寻直系亲属或所在社群以外的女性并最终与她们发生关系。史前人类的寿命只有20~35年，因此就像其他物种一样，人类男性一旦发育成熟就会主动寻找配偶繁衍后代。

那感觉寻求这种特质是一种优势吗？有些研究会给出肯定答复，有一定数量的人愿意感受新体验、冲动、创造力和好奇心，这可能是专属人类的一个典型特征。另外，推动现代社会多方面发展的正是那些具有进取精神的人，他们不满足于现状，希望创新方式方法，而且最重要的是，他们为了实现目标而甘愿冒险。"感觉寻求理论"的创始人朱克曼教授认为，社会发展既需要高感觉寻求的性格特质，也需要低感觉寻求的性格特质。他还表示，世界不仅需要簿记员，也需要探险家，只有这样才能正常运转[29]。

美国心理学会前主席弗兰克·法利花费大量时间来研究感觉寻求的性格特质，并创造了术语"大T"来代表"寻求高风险的人"。为了发现自己所说的"积极性大T"性格特质，法利甚至去了远在尼泊尔的一些地方实地研究珠穆朗玛峰的攀登者以及穿越美洲的热气球比赛选手[29]。这些人不满足于整日坐在家里——他们是冒险主义者。但重要的是，他们不是不顾一切的冒险主义者，他们与那些因为物质上瘾、过度寻欢作乐或缺乏理智的攻击性驾驶习惯而毁掉生活的感觉寻求者不同。具有"积极性大T"性格特质的人会仔细分析和计算风险，然后采取措施来降低潜在风险，从而在保证自身安全的情况下感受刺激。要想登顶超过29000英尺高的珠穆朗玛峰，需要进行长达数年的训练，而且可能需要先攀登十几座"较低"的山峰。珠穆朗玛峰攀登者阿兰·阿内特在博客上发布了为攀登珠穆朗玛峰和乔戈里峰进行训练的照片，照片中的他攀爬在许多较小的山峰上，背上还绑着一个分量不轻的木门。这些探险活动的准备工作既耗费时间又耗费资源，攀登者需要仔细判断该如何应对并减轻无数已知和未知的潜在威胁。因此，他们肯定不是有勇无谋的感觉寻求者。

同样地，公司领导人和企业家在感觉寻求方面具有相对较高的排名，并不是因为鲁莽，而是因为创造力。这种本能让他们无法满足于现状，而乐意进行创新和创造。会驾驶私人飞机的公司CEO（首席执行官）更是一类特别的人，通过研究，这类人开发出创新产品的独特能力比不会驾驶飞机的CEO平均要高70%。事实证明，会驾驶飞机的CEO更易接纳一些多样化和原创性的工作方案[30]。尽管会驾驶飞机的CEO驾驶私人小型飞机时必须承担更大的风险，但他们可能正是因为航空训练（包括从容应对紧急情况和意外挑战的训练）才能在他人焦虑紧张时保持沉着冷静。当然，凭借谨慎态度以及合理判断应对各种风险的能力肯定会对生活的各个方面都产生积极影响。

最佳心流状态

事实上，研究表明，相比低感觉寻求者，高感觉寻求者在参与新奇活动时尽管会分泌大量多巴胺，但会分泌较少皮质醇。这意味着，相比常人，会驾驶飞机的CEO即使在风险增大的情况下也会产生较少的"战斗或逃跑"压力[31]。感觉寻求者通常更乐于接受新奇性、复杂性和风险性，这些特点会使他们处于心理学家所说的"心流状态"——可以基本理解为，全身心地专注于当下进行的活动[32]。心流介于技能和挑战这个范围的中间地带。其中一端是从事低要求工作的高技能人士，而另外一端则是从事高要求工作的低技能人士。这两个极端当然不是理想状态。技能和挑战相匹配时才会产生心流状态。因此，不论是技能较高的人还是技能较低的人，都有可能达到心流状态。如果一个技能超高的人遇到一种极具挑战性的情况，或者一个技能较弱的人遇到一个较小的挑战，那么就会出现最佳心流状态。

这一点也可以应用到学校和工作场所。在美国的任何一间教室，所有前来上课的学生内心都具有某种程度的感觉寻求本能。大约60%的学生都遗传了这一特质。通常情况下，尤其是在班级规模较大、师生比例较低的情况下，同质化课程和同质化预期让老师无法根据学生的最佳心流状态因材施教。但如果这一情况可以实现，年轻人就会在自尊、幸福、压力管理和享受学习等社会所期望的领域中获得巨大进步[33]。这些都是个人处于最佳心流状态下的特征。

如今，书店里面大约有15000本有关幸福以及如何获取幸福的书籍[34]。但古代斯多葛学派及弗里德里希·尼采等思想家认为，对幸福的直接追求——就像"为了变得幸福，我要想象自己很幸福"这种言论一样，十分愚蠢。更有可能的情况是，只有参与能让自己感到快乐的活动，幸福才会降临。不论是躺在吊床上一边饮酒一边读书，还是在哥斯达黎加丛林的树冠上滑索而过，就像尼采所说的那样，幸福是人类生活经历的间接产物，而不是一种直接目的[35]。

同样，古希腊斯多葛学派认为，幸福是人们应对外部世界的产物，而不是一种人们可以主动追求的存在状态。如果人们学会以积极的态度接纳生活中的各种挑战，而不是过度纠结于生活中消极的一面，人们就一定会感到更加幸福。斯多葛学派甚至提出，生活中没有什么事情可以对人们真正造成伤害，各种生活经历其实都不存在好坏。相反，人们如何应对这些生活经历才会决定他们是否感到幸福[36]。

　　"积极性大T"感觉寻求者通常会展现出更强大的毅力和韧性，在各种危机中临危不乱、保持清醒，最终得以承受生活的起起伏伏。而且可能正因如此，这些人是天生的领袖，在他人屈服于情绪反应时仍能保持镇定、头脑清醒，引得人们愿意追随。不过令人遗憾的是，心理病态的人面临挑战也能保持镇定，这可能就是为什么人们会错误地认为CEO都是一些取得成功的心理病态者。一项针对商业发展专业学生的研究发现，4%的学生都存在某种程度上的心理病态[37]。尽管这一比例是普通人群（1%的人存在心理病态）的4倍，但这仍意味着大约96%的商业领袖不会出现典型的心理病态特质。

　　然而，"成功的心理病态者"一直是许多研究的兴趣所在，尤其是因为心理病态者天生胆大、具有冒险精神，还善于应对压力。当然，大多数有关心理病态者的研究都是在监狱环境中进行的，因为很难在一般的社会环境中找到许多离经叛道、心理病态的商业领袖。这样一来，有关成功的心理病态者的研究就少之又少。然而情况很有可能是，离经叛道、心理病态的人往往会从事一些特定的工作，这是因为他们所独有的一些特质会使他们更加适合从事这些工作。《穿西装的蛇》一书的作者心理学家罗伯特·黑尔表示，"如果不在监狱中研究心理病态者，那就会在股票交易所研究"，这是因为炒股人士拥有应对情绪和压力的良好能力[37]。企业领导人的数量相对微小，因此要想从中辨别潜在的心理病态者并不困难。类似安然公司安德鲁·法斯托和世通公司伯纳德·埃贝斯这类参与精心策划、操纵摆布且没有人性的犯罪事件的人很容易引起注意。然而，心理病态研究的首席专家保罗·巴比亚克解释道，对于许多企业来说，CEO的关注点其实在于公司的前途命运，因此并不表现出心理病态的特征。心理病态的人实际上只关注自己，以伤害他人为乐[37]。

　　类似的研究将应对压力的能力与反社会的人格障碍联系起来。有些人似乎能冷静应对程度更高的刺激，而不会像其他人一样出现"战斗或逃跑"的警觉反应。无独有偶，犯罪领域最有意思的一项发现表明，青少年的低静息心率与其反社会行为和攻击性行为之间呈正相关。更有趣的是，有研究表明，对于年轻人来说，即使较低的静息心率不影响心血管健康，实际上也会增加其成年后出现暴力行为和反社会行为的概率[38]。为了帮助解释这一发现，研究人员指出，静息心率天生较低的人可能会寻求冒险行为作为刺激，以努力变得更"正常"。这一切都指向了个人风险承受水平的一种"满意的地方"。

风险内稳态

1967年9月3日，瑞典人从左侧驾驶改为右侧驾驶。这个有争议的决定并不容易，随着越来越多的瑞典人开始把方向盘放在左边，左车道驾驶的风险越来越大，超出了允许范围。

可以想象，在规划一个无懈可击的全国范围的通信项目以及多个公共安全因素（包括常规校车接送、单行道和人行横道安全）方面，这一全国性变革的后勤规模是多么巨大。即使全国有一名司机没有收到这条信息，或者只是忘记了，也可能带来灾难。

这一后勤噩梦的一部分包括在几小时内改变约36万个路标的方向，更换为在道路的另一边面向相反的方向（所有这些都需要在指定的转换夜的黑暗时间完成），以及推出约1000辆新城市公交车，车门在车辆的右侧。在一组瑞典心理学家的指导下，这一转变的公众教育活动在转变日的4年前就开始了。这一天的官方名称是"Hogertrafikomlaggningen"，或"Dagen H"，或简称"H-Day（H日）"。

瑞典开展了有史以来世界上规模最大的全国性公众宣传活动之一，除了"H-Day"这个名称，还创建了一个"H-Day"的标志。该标志以大写字母"H"为特色，带有一个箭头，表示从"H"的左下角到中间，再到"H"的右上角——按从左到右的方向移动。这一标志是这一转变的官方标志，其中13万个标志被放置在人们可能会看到的任何地方。"H-Day"的主题曲《靠右行，斯文森》甚至在瑞典公告牌流行音乐排行榜上跃居第5位。

9月3日（周日），也就是从左侧驾驶向右侧驾驶转换的日子，凌晨1点至6点禁止所有不必要的道路交通。如果由于某种原因，司机在这些时间里发现自己在路上，指示很明确：在凌晨4点50分，所有车辆必须缓慢行驶，并非常小心地向右侧过渡。然后，在接下来的10分钟里，这个国家的所有交通都必须停止，这将给那些没有正确上紧腕表的人或者没有得到信息的人留出改正的时间。收音机里响起了倒计时，直到凌晨5点，广播宣布："瑞典现在右侧驾驶了。"

当天在场的瑞典人回忆起瑞典受到的国际关注。正如瑞典作家彼得·克隆堡（曾写过一本关于"H-Day"的书）所描述的那样，国际记者蜂拥而至，期望报道随后发生在高速公路上的"大屠杀"[39]。相反，一个完全不同的现实展现了出来。"H-Day"之后的一天，也就是周一，瑞典人开着车去上班。仅报告了157起轻微事故，轻微事故率略低于平均水平。有趣的是，与预期相反，道路碰撞造成的死亡和受伤人数在随后的几个月和几年里有所下降。两年来，道路交通事故率一直低于平均水平，与许多人的预期相反。直到2年后，碰撞率才开始缓慢回升到"正常"，但长期趋势显示安全性增加[40]。

瑞典从左侧驾驶转换为右侧驾驶后，车祸发生率、死亡人数和受伤人数都较低，有人可能会说，事实证明在道路的右侧驾驶本质上更安全。但当我们考虑到英国是世界上人均交通事故率极低的国家之一时，这种推理就站不住脚了。一个更合理的答案是，随着感知风险的增加，人们倾向于修正自己的行为，更加小心谨慎，以保证风险在可接受的水平。科学家称之为风险内稳态理论。内稳态是我们的身体自我调节的方式，以维持健康的正常水平和各种生理变量的适当平衡。

沃尔特·坎农博士在20世纪30年代出版的具有里程碑意义的著作《躯体的智慧》中概述了生命存在的内稳态的必要性——特别是人体如何能够保持营养、水、盐和其他矿物质的精确比例。内稳态效应在其他领域也很明显，从地球如何维持其大气层，到社会的政治和经济理论，再到我们的心理和社会福祉。在安全领域，风险内稳态指的是我们调整自己行为的先天能力，这样我们就能降低感知到的风险水平。换句话说，我们对自己的风险承受能力有一个满意的地方——一个我们能接受的目标风险水平[41]。当我们意识到风险太大时，就像开车行驶在暴风雪中结冰的道路上一样，我们会调整自己的行为，开得更慢、更谨慎。通过这样做，我们减少了雪况的风险，本质上，风险水平回到了我们满意的地方。而当道路光秃秃、干燥、光线充足时，我们可能会选择开到最高限速（有些人可能会选择开得比限速更快)，因为我们感知到的风险很小。也许风险太小了，于是我们改变自己的行为来调整风险水平，让它回到我们满意的地方。当条件太宽松的时候，我们会改变自己的行为来增加风险，这听起来相当难以置信，但有很多证据表明事实确实如此。

慕尼黑的一项实验研究了4年间出租车的事故率。在测试期间，一半的出租车安装了防抱死制动系统（ABS），一半没有。原本预计，安装了防抱死制动系统的实验组事故率会降低，但结果与预期相反。安装了ABS安全功能的汽车比没有安装ABS的汽车发生的事故更多。同样的结果在其他国家也得到了验证[42]。

类似地，在假设用路灯改善照明和提高道路能见度会增加安全结果的前提下，研究人员进行了一项增加道路照明的实验。然而，研究人员发现，安全技术可能带来的任何安全效益都被提高的驾驶速度和降低的注意力弱化。不可预料的是，司机们已经调整了他们的行为，以补偿他们从额外的安全措施中感受到的新的舒适感[43]。另一项研究发现，当孩子穿戴上防护装备时，父母更有可能让孩子参加更危险的活动，进行更危险的行为[44]。

汽车安全带无疑是一项能拯救生命的技术进步。如果始终系安全带，安全带会将前排乘客的死亡率降低40%~50%，后座乘客的死亡率降低约25%[45]。在分离了大量变量后，研究人员对美国50个州进行了详尽研究，研究了1975年至1987年期间强制性安全带法规带来的安全效益。研究人员发现，事实上，强制使用安全带确实降低了整体受伤率和死亡率。这似乎打消了风险内稳态比新的安全技术更强大的想法。然而，研究人员深入研究数据时，发现司机的驾驶行为更危险——只是当撞车发生时，安全带很好地保护了他们。另一个线索是，司机系安全带的风险越来越大，这是在有关行人和骑自行车的人的数据中发现的。在这些群体中，由于强制性的安全带法规，受伤和死亡人数显著增加，这表明司机的驾驶确实更具攻击性，但肯定不是对车外的非乘员有利，他们没有从安全带中受益[45]。

风险内稳态也被称为"风险补偿"或"行为适应"，这有充分的理由。简单地增加额外的安全措施可能会对安全结果产生相反效果，因为个人通过调整行为使其变得稍微危险来"匹配"安全措施——努力回到他们的目标风险满意的地方。换句话说，降低风险的技术往往会增加风险行为，而不是降低风险。强制使用安全带确实增加了危险行为，导致更多的行人和骑自行车的人死亡，但对于司机来说，安全带提供了更好的安全效果。同样，在一些州提高车速限制实际上导致了车祸的减少而不是增加。科学家们认为这是因为高速行驶会让人感觉不那么放松，因此，司机在驾驶车辆时更加小心，而低速行驶时，司机往往会进行更多的临时变道和更频繁的转弯[46]。经济学家把这种违反直觉的过程称为"道德风险"，也就是说，当你试图保护人们免受安全威胁时，他们就会冒更大的风险[47]。它也被称为"佩尔兹曼效应"，以经济学家萨姆·佩尔兹曼的名字命名。在格雷戈·伊普的书《源风险》中，他讨论了在足球比赛中引入头盔和面罩是如何导致某些头部损伤增加而不是减少，因为球员们开始使用头盔作为"攻城锤"[48]。同样，伊普提供了一些例子，比如开发商修建了一系列大坝，以保护粮食种植区的居民，而这导致了这些脆弱地区住房建设的增加，这不是他们想要的结果。如果出现洪水危机，大坝决堤，被摧毁的房屋将比未修建大坝时的房屋更多。

关于佩尔兹曼效应，迈克尔·施密特做了总结。真正的安全必须是自愿的，而不是强制性的。这让人难以理解。施密特提供了一个例子。想象一下，在一个化学实验室中，25%的工作人员自愿穿戴可用的防护装备（防护手套、围裙和护目镜）。另外75%的工作人员选择不穿戴防护装备。现在（正如施密特所描述的）想象一下，25%的人在一年中受伤的基数是12，而其他75%的人选择不穿戴防护装备，受伤的基数是120。这意味着受伤基数平均为93。如果出台强制穿戴防护装备的规定，受伤率会有什么变化？佩尔兹曼效应表明，虽然受伤情况可能有所改善，但受伤率永远不会像自愿穿戴防护装备的工作人员（25%）那么好。为什么？因为那些被迫穿戴这些防护装备的人不认同这一规定，认为它没有必要。因此，他们将承担更大的风险来"补偿"[49]。

戈登·塔洛克提出了一个关于佩尔兹曼效应的思想实验，他建议，如果交通安全机构和政府真的想要减少由于车祸造成的道路死亡，他们应该在所有汽车的方向盘中心安装一个大钉子，这样任何事故都会导致刺穿胸部和死亡。这个被称为"塔洛克尖峰（Tullock's Spike）"的病态和虚拟的计划有助于强调风险行为和真正安全结果之间的关系。具有讽刺意味的是，开车时把一个大得可怕的尖峰指向你的胸部比没有尖峰会让你更安全[49]。

调整安全行为最令人惊讶的结果之一是"程序性故意不遵守"（安全专家称之为PINC）的问题。在这种情况下，优秀员工往往会选择不遵守特定的安全规则，而他们在大多数情况下都能胜任自己的工作，而且尽职尽责。这种情况的发生有多种原因，而优秀员工选择忽略已知规则通常有三个常见原因。让我们举个例子，有人开车稍稍超速，或者违规掉头，而不是开了很长一段路去掉头。首先，司机会接受内部风险评估并得出结论——他们的选择风险不大。可能路况很好，周围也没有别的车。这是风险内稳态。如果司机对风险可接受度感到满意，那么第二个标准是，司机估计轻微超速或违规掉头的"收益"将比他们遵守规则更大。逻辑思维过程是这样的：节省了时间，而风险很低。最后的标准是他们的行为得到同行的认可。如果同伴们看到了司机的行为却什么也不说，那么他们的社会评论就会认可和强化司机的行为。人类是非常社会化的生物，我们努力在社会比较的环境中建立优势，无论是专业的还是个人的。相反，如果司机的同行认为司机的行为是鲁莽的或不可接受的，并表达出他们的担忧，这种反馈在缓和行为方面异常有力。

一个典型的例子是，医院医护人员的手部卫生记录很糟糕。洗手运动的倡导者和支持者认识到，在任何时候，全世界大约有140万医院内感染病例。在发达国家，每年有8万人死于医院内感染。在发展中国家，每天有4000名儿童死于与保健有关的感染。研究表明，即使在建立了手部卫生站的医院环境中，专业医护人员洗手的依从性也没超过40%，这是令人沮丧的低依从率。在美国，近75万人在医院感染，导致近7.5万例完全可以避免的死亡。

2013年，未满4岁的小诺拉·博斯特罗姆在医院去世，她的双臂紧紧地搂着母亲的脖子。她死于中心静脉导管引起的感染。一根中心静脉导管插入患者的胸部，直接进入心脏，在这里药物可以迅速输送，这在医院非常常见。诺拉的故事已经成为中心静脉导管卫生规程的一个象征——让无辜的人来面对完全不必要的中心静脉感染的悲剧。即便如此，仅在美国，完全可以预防的中心静脉感染每年会导致近1万人死亡，使其成为美国医院死亡的主要原因[50]。在一家世界领先的儿科医院里，罗伯特博士目睹了两名医生从大厅走进来，在没有洗手也没有戴手套的情况下，为一名刚做完心内直视手术处于恢复中的2岁儿童检查并拆除了一根中心静脉导管。一项对医生和护士使用的键盘的研究表明，这些键盘上有3种致命细菌。当医生去看望一位感染耐抗生素葡萄球菌（MRSA）的患者时，他们的白大褂在大多数情况下会被这种病毒污染（这种感染现在每年给美国造成约40亿美元的损失）[51]。让我们从这个角度来看：MSRA，一种通过医生的白大褂传播的病毒，现在在美国造成的死亡人数比艾滋病病毒造成的死亡人数还要多；还有医院里从一个房间推到另一个房间的推车上的血压袖带，近80%的袖带上有危及生命的MRSA。

虽然进入或离开病房时洗手的科学依据肯定在聪明的医生和护士的大脑掌握范围内，但洗手的依从性仍然低于50%。但即使这个比例也很难确定，因为医生和护士在被观察时往往表现不同。圣克拉拉谷医疗中心的一项研究发现，当观察者被要求记录洗手的依从性时，依从性为57%，但当观察者伪装成不认识的路人时，依从性为22%[52]。这告诉我们，对于洗手的好处，在一定的知识水平下，同伴的影响和互动对行为的影响最大。这就是为什么罗伯特博士如此严厉地批评旨在提高手部卫生"意识"的投入巨大的洗手运动。医生和护士都很清楚这一点——他们的行为不是因为缺乏理解，而是故意无视已知的规则和准则。

当医护人员选择不洗手时，他们是在故意违反程序，他们的选择并不是因为缺乏意识。我们知道，提高依从性最重要的因素是同伴的支持，或者相反，同伴的批评。不难想象，比起贴在墙上的海报，一个同伴站出来提醒你洗手是多么有力量。

安全是由行为和我们快速评估生存能力的本能驱动的。从发动诺曼底登陆攻击到从捕食者的嘴里冲进冲出，人类与生俱来的本能驱使我们内部的风险计算器来判断我们的决定可能带来的回报和后果。

然而，尽管我们的内心驱使我们追求对我们最有利的最终行动方案，但我们仍继续遭受糟糕决策的打击，而这些决策往往对我们自己和他人造成真正的伤害。进化生物学家将我们在做决定时权衡利弊的行为描述为最优性理论。重要的是，自然选择所青睐的并不是我们的行为，而是行为的最终结果。作为高回报的一部分，高风险并不总是好的。如果每一条挑战捕食者的雄性孔雀鱼都能存活下来，与最理想的雌性交配，那么所有的雄性孔雀鱼都会这样做。我们冒险的决定并不总是积极的，这就是为什么对许多人来说，高风险的行为往往没有回报。这有助于解释为什么每年有近20万美国人死于意外伤害。在加拿大，每年全国大约15%的人口会遭受伤害，严重到足以限制他们的工作和家庭生活[53]。很明显，在很多情况下，我们很容易对风险做出错误估计，或者像那些滑板运动员一样，我们只是简单地评估潜在的回报是否值得承担受伤的风险。

决策过程的情绪化

实际上，我们的决策过程是高度情绪化的。当我们在做出非常具有挑战性的决定时，用功能磁共振成像来观察大脑，成像显示，大脑的逻辑部分和情感部分会竞争，看谁会获胜[54]。正如图像显示的那样，我们大脑的情感部分总是试图控制我们的决定。所以，如果逻辑强，情感那一面就不会赢，但是如果逻辑弱或者有缺陷，我们的情感就经常会抓住我们决策的方向盘。

青少年和他们的朋友开车兜风时超速行驶，这是因为他们大脑的情感中心凌驾于他们的逻辑之上。员工选择忽略这些规则，可能是因为他们选择走捷径的决定满足了一种回报感：他们证明自己更快或工作效率更高。和鲨鱼一起潜水，从飞机上跳下来，或者在繁忙的道路上骑自行车而不是在健身房使用骑行器械，这是因为人们大脑的情感部分被滋养了。

在决策异常困难的情况下，如艾森豪威尔决定发动诺曼底登陆攻击，逻辑和情感之间的战斗可能是深刻的。对于艾森豪威尔来说，发动战争是为了将世界从暴政中解救出来，并有可能挽救数百万人的生命，这种逻辑与他的矛盾情绪是相辅相成的，因为他认为，其目标实现肯定会导致数千名部下的死亡。其他情绪也可能影响他的决定：看到他的军队愿意做出最终牺牲的自豪感，或者知道如果任务成功，无数其他人的痛苦可能会结束。

正如18世纪的哲学家大卫·休谟所言："理性是激情的奴隶。"我们每天都能看到这一点，比如我们对自己和我们在同伴群体中相对地位的感觉，以及这些感觉对我们的行为有多大影响。隐藏在我们潜意识里的"硬接线"不断评估我们所做的一切的成本和回报——从我们对冒险的容忍程度到我们如何开车、如何与他人沟通，并指导我们行动，且这一过程是在无意识中进行的。虽然我们高度进化的"硬接线"是为了保护我们的安全，但它的作用也是使我们的基因潜能最大化，因此，不仅理性是激情的奴隶，激情也是理性的奴隶。

▌参考文献▐

1. Lauder V. Eisenhower's soul-racking decision. CNN, 6 June 2014. http: //www.cnn. com/2014/06/05/opinion/lauder-eisenhower-d-day-anguish/index.html.

2. Brenner M. Robert Capa's longest day. Vanity Fair Magazine, 13 May 2014. Also see, Time Magazine URL: http: //100photos.time.com/photos/robert-capa-d-day.

3. Gluckstein F. Churchill's character: Berlin 1945: in victory, magnanimity. The Churchill Project at Hillsdale College, 2015.

4. Dugatkin LA. The evolution of risk-taking. Cerebrum. 2013; 2013: 1. The Dana Foundation.

5. Godin JG, Dugatkin LA. Female mating preference for bold males in the guppy, Poecilia reticulata. Proc Natl Acad Sci U S A. 1996; 93 (19): 10262–7.

6. Fitzgibbon CD. Anti-predator strategies of immature Thomson's gazelles: hiding and the prone response. Anim Behav. 1990; 40 (5): 846–55.

7. Barton CA. The sorrows of the ancient romans: the gladiator and the monster. Princeton: Princeton University Press; 1993.

8. Leon V. The joy of sexus: lust, love, and longing in the ancient world. New York: Walter & Company; 2013.

9. Ronay R, Von Hippel W. The presence of an attractive woman elevates testosterone and physical risk taking in young men. Soc Psychol Personal Sci. 2010; 1 (1): 57–64.

10. Kleiner K. Risk-taking boys do not get the girls. The New Scientist, 17 Apr 2005.

11. Wilke A. Is risk taking used as a cue in mate choice? Evol Psychol. 2006; 4: 367–93.

12. Bogaardt L, Johnstone RA. Amplifiers and the origins of animal signals. Proc R Soc B. 2016; 283 (1832): 20160324. rspb.royalsocietypublishing.org.

13. Stevens J. Internet stats and facts for 2017. Hosting Facts, 2017. www.hostingfacts.com.

14. Zhang M. Selfies cause more deaths now than shark attacks. PetaPixel, 22 Sept 2015. This statistic is used for emphasis only. We certainly acknowledge that more people attempt selfies than swim in shark waters, so the comparison is not really a valid one.

15. Zhang M. The number behind selfie deaths from around the world. PetaPixel, 9 Feb 2016.

16. Makhanova A, McNulty JK, Maner JK. Relative physical position as an impression-management strategy: sex differences in its use and implications. Psychol Sci. 2017; 28 (5): 567–77.

17. Roberts P. Risk. Psychology Today, 1994. Last Reviewed 9 June 2016.

18. Wickwire J, Bullitt D. Addicted to danger: affirming life in the face of death. New York: Atria Books; 1999.

19. Zuckerman M. Behavioral expressions and biosocial bases of sensation seeking. New York: Cambridge Press; 1994.

20. Prochniak P. Adventure behavior seeking scale. Behav Sci. 2017; 7 (2): 35.

21. Shoham A, et al. The relationship between values and thrill-and adventure-seeking in Israel. In: European advances in consumer research, vol. 3. Provo: Association for Consumer Research; 1998. p. 333–8.

22. Zuckerman M. Sensation seeking: beyond the optimal level of arousal. Hillsdale: Erlbaum; 1979.

23. Huta V. Eudaimonia and hedonia: their complementary functions in life and how they can be pursued in practice. In: Joseph S, editor. Positive psychology in practice: promoting human flourishing in work, health, education and everyday life. 2nd ed. Hoboken: Wiley; 2015.

24. Jonah BA. Sensation seeking and risky driving: a review and synthesis of the literature. Accid Anal Prev. 1997; 29 (5): 651–65.

25. Derringer J, et al. Predicting sensation seeking from dopamine genes: a candidate system approach. Psychol Sci. 2010; 21 (9): 1282–90.

26. Feinstein A. In harm's way: why war correspondents take risks and how they cope. The Globe and Mail, 12 May 2018.

27. Park A. Why we take risks – it's the dopamine. Time Magazine, 30 Dec 2008.

28. Rosenbloom T. Color preference of high and low sensation seekers. Creat Res J. 2006; 18 (2): 229–35.

29. Munsey C. Frisky, but more risky. Am Psychol Assoc. 2006; 37 (7): 40.

30. Sunder J, Sunder SV, Zhang J. Pilot CEOs and corporate innovation. J Financ Econ. 2016; 123: 209–24.

31. Patoine B. Desperately seeking sensation: fear, reward, and the human need for novelty. New York: The Dana Foundation Briefing Paper; 2009. www.dana.org.

32. Csikszentmihalyi M. Flow: the psychology of optimal experience. New York: Harper Perennial Modern Classics; 2008.

33. Carter K. What we can learn from sensation seekers. Greater Good Magazine. UC Berkeley, 2018. www.greatergood.berkeley.edu.

34. Beard A. The happiness backlash. Harvard Business Review, July–August 2015.

35. Krueger J. Uber-Nietzsche: when thinking about happiness, consider Nietzsche. Psychology Today, 22 Aug 2010.

36. Irvine WB. A guide to the good life: the ancient art of stoic joy. Cambridge: Oxford University Press; 2009.

37. Babiak P, Hare RD. Snakes in suits: when psychopaths go to work. New York: Harper Business; 2007.

38. Latvala A, Kuja-Halkola R, Almqvist C. A longitudinal study of resting heart rate and violent criminality in more than 700,000 men. JAMA Psychiatry. 2015; 72 (10): 971–8.

39. BBC, Savage M. A "thrilling" mission to get the Swedish to change overnight. BBC, The Economics of Change, 18 Apr 2018. www.bbc.com.

40. Reimann M. When Sweden planned the world's biggest traffic jam, accidents actually decreased. Timeline, 13 Sept 2017.

41. Collins D. Risk homeostasis theory – why safety initiatives go wrong. Safety Risk, 1 Sept 2016.

42. Wilde GJS. Target risk 3 – Risk homeostasis in everyday life. Toronto: PDE Publications; 2014.

43. Assum T, et al. Risk compensation – the case of road lighting. Accid Anal Prev. 1999; 31 (5): 545–53.

44. Morrongiello BA, Major K. Influence of safety gear on parental perceptions of risk injury and tolerance or children's risk taking. Inj Prev. 2002; 8 (1): 27–31.

45. Evans L, Graham JD. Risk reduction or risk compensation? The case of mandatory safety-belt use laws. J Risk Uncertain. 1991; 4: 61–73.

46. Malnaca K. Homeostasis theory in traffic safety. In: Proceedings of the 21st ICTCT Workshop, 2014.

47. Ip G. Foolproof: why safety can be dangerous and how danger makes us safe. New York: Little, Brown and Company; 2015.

48. Stewart H. Foolproof by Greg Ip review – the biggest risk we can take is to allow ourselves to feel safe. Books: The Observer, 12 Oct 2015.

49. Schmidt M. You can't make me: mandatory safety and the Peltzman effect. Chemical Manufacturing Excellence, 8 Mar 2017.

50. Kiff S. Do no harm. Vox, 9 July 2015.

51. Pfizer Inc. New research estimates MRSA infections cost US hospitals $3.2 to $4.2 billion annually. Infection Control Today, 16 May 2005.

52. Barzilay J. Doctors' hand hygiene plummets unless they're being watched, study finds. ABC News, 10 June 2016.

53. Billette J-M, Janz T. Injuries in Canada: insights from the Canadian Community Health Survey. Health at a Glance. Statistics Canada, 2017. www.150.statscan.gc.ca.

54. Wright R. The brain: how we make life or death decisions. Time Magazine, 29 Jan 2007.

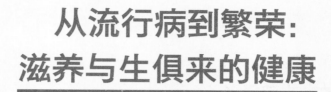

从流行病到繁荣：
滋养与生俱来的健康

🩺 黑死病大流行

最可怕的历史时期之一是14世纪50年代，当时三分之一的欧洲人口，约2500万人死于黑死病的无情控制。黑死病是一种特别恶劣的疾病，致病菌由船鼠身上的跳蚤携带到欧洲。这种瘟疫的致病菌被称为鼠疫耶尔森菌，是通过跳蚤的叮咬传播给人类的，因为通常情况下，老鼠会死亡，饥饿的跳蚤会抛弃它们的啮齿动物宿主，跳到其他非常不幸的动物身上。在黑死病期间，人类受害者也可能因与被感染的动物一起工作、屠宰被感染的动物，或吸入被感染者打喷嚏或咳嗽的飞沫而感染。

据估计，受感染的跳蚤通常会在几周内杀死它们的老鼠群宿主。几天之内，随着饥饿感的增加，跳蚤会抛弃它们的老鼠宿主并寻找新的受害者。一旦被跳蚤咬伤，细菌就会进入宿主的淋巴结，隐藏在免疫系统之外。3~5天后，感染者会生病，并在7~10天内死亡[1]。大流行病的传播速度如此之快，以致许多生者整天都在埋葬死者。在意大利的锡耶纳共和国和佛罗伦萨共和国，人们挖了一个又大又宽的坑，每天都会在之前的尸体上铺上一层新的尸体。在许多城镇，往往没有人埋葬死者，最终导致人口完全消失。

黑死病无疑是人类历史上最具破坏性的事件之一。最终，由于需要，广泛的检疫、卫生实践以及火葬最终扭转了大流行的趋势。而且，在当时还不为人知的情况下，也转向了人类文明的拐角，促进了一种集体精神的重生和更新。这就是文艺复兴的曙光。

文艺复兴

文艺复兴为人类赋权提供了一个极好的例子——"赋权"这个词意味着授予权力去行动。实际上，赋权意味着促进自决进程，而不是被其他力量或人员盲目地领导。正如文艺复兴所证明的那样，最基本的人力资产之一是人们认识到利用知识改善生活的价值的能力，这也是使我们成为人类的原因。文艺复兴的重要性还体现在健康和幸福与社会和智力发展独特地结合在一起，同步推进的方式上。

毫无疑问，有许多伟大的帝国和文明对社会、政治和哲学思想做出了显著贡献——从中国古代王朝到古埃及，再到波斯和奥斯曼帝国，每个帝国和文明都在某个历史时期取得巨大的胜利，意大利文艺复兴作为一个相对"最近"的历史高点，在此期间展示了利用我们的"硬接线"驱动器来增强集体潜力的能力。

文艺复兴标志着从中世纪到现代的过渡，它说明了积极的变化是如何产生的，不是通过忽视或试图对抗我们古老的"硬接线"，而是通过满足它来实现。意大利文艺复兴的辉煌，通过更加强调个人幸福和满足感的重要性，激发了人们的内在动力并滋养了人们的灵魂，同时也创造了一个极好的美学环境，为渴望奖励的大脑提供了满足感。虽然意大利文艺复兴整个过程跨越了几个世纪，但它紧随人类痛苦和悲惨的黑暗时期，这一事实使其成为一项真正深刻的研究，以了解快速的社会变革如何真正促进健康而不是阻碍健康。今天，人们可以从体现文艺复兴时代特征的赋权中学到很多东西。

文艺复兴，意思是"重生"，它是一个巨大的文化和经济转型时期。从托斯卡纳开始——主要是在锡耶纳地区和佛罗伦萨，紧随其后的是威尼斯，意大利文艺复兴成为新的欧洲热潮，但这一次提供了更好的健康，因为这是人类历史上文化最多产的时代之一。

随着这场无情的瘟疫沉入历史，第一次余震之一是一场相当简单的经济余震。随着三分之一的欧洲人从人口中消失，财富分散在更少的人手中，劳动力供应非常短缺。结果，那些在瘟疫中幸存下来的人要么享有更多的遗产，要么获得更高的工资。随着经济的日益繁荣，人们对追求生活中更高级的奢侈品——食物、艺术和哲学产生了更大的集体兴趣。最富有的家庭，例如佛罗伦萨的美第奇家族，向古希腊人和罗马人等（伟大的历史文明）寻求重建社会的灵感，并为艺术家和建筑师支付了巨额费用，以复制那些时代较少的宏伟文化符号。

由于财富较少集中在精英手中，旧的农业封建制度很快就崩溃了，被城市工业化以及农村人口城市化所取代。普通公民感觉自己不像车轮上的齿轮，也不像被动的封建饲料——告诉你该想什么，该做什么。身份认同感和自我意识的增强，不再是精英独有的认知奢侈品，导致人们对改变自己的生活以及参与公民事务的兴趣增加。这种能动性产生了人文主义，最终，对充分认识自己在世界上的地位所必需的核心基本属性有了更深的认识，特别是追求"人文研究"或人文学科的高等教育——语法、逻辑、历史、哲学和艺术。

伟大的艺术作品很快在文艺复兴时期的意大利传播开来。这个时代的影响者仍然是历史上的杰出知识分子：米开朗琪罗、达·芬奇和哥白尼。艺术、科学和哲学之间的独特联系是无与伦比的，因为在中世纪被视为地位低下的工匠被看作通过绘画和雕塑来表达科学和哲学。文艺复兴时期对男性和女性的描绘随着对自然主义的兴趣日益浓厚，强调解剖学的准确性和表达的真实性。文艺复兴时期的伟大艺术家，如列奥纳多·达·芬奇，在解剖学和生理学研究上投入了大量资金，解剖尸体以研究其皮肤下的肌肉结构，以促进艺术的自然主义。

人文主义是文艺复兴的支柱之一，强调个人是他自己世界的中心，而不是一个卑微的臣民或别人的仆人。文艺复兴人文主义的思想产生了"代理""人类潜力"和"个人对自己命运的控制感"的观念，这与人由神性决定的思想完全相反。这一批判性概念被文艺复兴时期的艺术史学家称为"回归源头"——颂扬人类形态，与中世纪的二维绘画形成鲜明对比。

米开朗琪罗最著名的雕像"大卫"是人文主义对意大利文艺复兴艺术产生影响的一个例子。大卫身高17英尺，雕刻得近乎解剖学上的完美，并以相反的姿势呈现——手臂和肩膀似乎与体重不协调，他用一条腿支撑着身体。立式平衡可以追溯到希腊雕塑，它将运动和情感的感觉结合到人体雕塑中。总之，这样的雕塑看起来更自然、更人性化。这种人文主义是意大利文艺复兴时期最重要的复兴，强调男性和女性的现实主义和个性，这也影响着社会的方方面面，包括健康。

🧰 健康意识

与建筑和艺术一样，健康和医学也受到古代文明的影响。在文艺复兴时期，希波克拉底的"四种体液"理论主导了医学实践。这四种体液是：黑胆汁、黄胆汁、黏液和血液，而每一种体液又与一种元素相关联（黑胆汁=土，黄胆汁=火，黏液=水，血液=空气）。

古代中医和伊斯兰医学也提到了平衡体液。学者们甚至提到了阿尔布雷特·丢勒关于亚当和夏娃堕落的著名画作，它在背景中描绘了四只动物，每只动物都被认为代表了四种体液中的一种。在丢勒的画中，麋鹿代表黑胆汁，猫代表黄胆汁，牛代表黏液，兔子代表血液。

虽然人们相信每个人都有自己独特的四种体液组合，并且在这方面没有两个人完全一样，但文艺复兴医学的总体目标是保持四种体液之间的平衡与和谐。当时的医学理论表明，如果一个人变得不平衡，就会表现出主要体液的特征，通常被描述为一类人的总体"气质"。例如，产生大量黏液的人会显得"冷静"，可能会表现出面色苍白、动作迟缓和思维迟钝等特征。因此，医学从业者可以通过外表和举止来诊断一个人倾向于哪种气质。一个乐观、聪明、精力充沛但情绪多变的人，可以被描述为表现出"乐观"的气质和体质——作为"血液"体液的特征。对医学从业者来说，重要的是相信特定的气质更可能与特定的疾病有关，因此也与治疗有关。主导气质（和体液）受到了关注，当时医学的目的是重新平衡身心。文艺复兴时期最值得注意的特征之一是相信个人可以在管理体液平衡表现方面发挥主导作用。在人文主义和个性化理念的启发下，"预防医学"和"个人健康管理"的概念应运而生。

随着文艺复兴时期艺术和科学的发展，对个人与生俱来的人性的迷恋激发了人们对健康意识的新兴趣。"健康"和"预防医学"等概念开始成为日常生活的指导原则。研究人员发现文艺复兴晚期生活方式的显著改善涉及睡眠、饮食、锻炼和压力控制[2]。也许曾经被视为奢侈品，这些健康概念也出现在文艺复兴时期学术界的新形式中。通过研究黑死病前后人体的骨骼，科学家们发现，在黑死病大流行之后，人们的饮食得到改善，寿命得以延长，老年人比例增加就证明了这一点[3]。

维托里诺教育

围绕个人能动性和个人自我提升的宏大叙事成为文艺复兴时期社会的新指导原则。也许没有比维托里诺·达·费尔特更能推动这种"新学习"的了，他是意大利最具创新精神的教育家之一，成为新文艺复兴教育形成的代名词。维托里诺的学校为年轻男孩提供了无与伦比的教育途径，意大利最富有家庭的后代除外。维托里诺的家庭在他还是个孩子的时候就饱受各种贫困之苦，他也接受了来自更卑微背景的精选学生，经常免除所有学费，同时免费教他们。事实上，维托里诺就像学生们的父亲一样，会在用餐时间与他们坐在一起，分享故事，和他们一起冒险远足、玩游戏。这就是他与学生的家庭关系，以至他很少需要采取任何形式的严厉惩罚，这本身就与早期的教育方法大相径庭。

维托里诺教育是传统的中世纪修道院哲学的重大转变，在传统的中世纪修道院哲学中，僧侣们强化了不容置疑的专制等级制度、绝对的纪律、虔诚，最重要的是，服从于教会的首要地位。相反，维托里诺强调每个学生的独特性和他们的个性，根据他们各自的需求、个人经历和家庭血统来调整他的教学。最重要的是，维托里诺提倡这样一种观点，即学生在塑造自己的未来方面发挥着重要作用，而不是完全由神决定。

维托里诺认为至关重要的是，他通过关注自己的身心健康、使用正确语法、关注个人举止，以及在道德方面坚持高标准，来为学生树立一个好榜样[4]。实际上，维托里诺是一个柏拉图主义者，相信人类的灵魂如果不被引导，很可能会远远达不到他们的潜力。在这种观点下，维托里诺认为他的角色是帮助年轻灵魂发展，就像仔细修剪树枝，赋予其更好的形状和形式。在这种观点下，维托里诺坚持了文艺复兴时期的经典观点，即创造"完美的人"或"完整的人"——一个心智、体格和性格健全的人。

女权主义

虽然同样程度的崇高个人主义不会完全赋予女性，但男性和女性之间的婚姻关系开始向一种更公平、更平等的关系倾斜，在这种关系中，女性不仅仅被视为生育机器，开始向性启蒙迈出微小的几步。文艺复兴并没有摆脱根深蒂固的父权制权力结构和女性作为永恒的家庭主妇的假设，但确实提出了宫廷爱情等新颖的想法，据此，女性被视为值得被追求——这一概念在中世纪几乎完全不存在。

事实上，"宫廷"一词来源于宫廷，它构成了政府和社会的核心支柱。被邀请进入宫廷意味着成为当时最杰出和最有权势的人物。在宫廷中，交际花或女朝臣往往受过良好的教育，她们在权贵和政要之间盘旋，并为他们提供陪伴。正如这个词的起源所暗示的那样，向某人"求爱"，因此表现得像个交际花。从逻辑上讲，追求另一个人的想法伴随着对自己表现的更深刻认识。历史上最知名的交际花，威尼斯美女维罗妮卡·佛朗哥，是一位非常博学的女性。她曾由她兄弟的导师私下教育，后来担任威尼斯精英的文学顾问。佛朗哥用自己的智慧、美貌引诱男性。作为公开的女权主义者，佛朗哥强烈主张女性性行为，并坚决反对一切形式的性暴力。在宗教裁判所为自己辩护，佛朗哥勉强逃脱迫害，随后她出版了诗集《熟悉的信件》[5]。

虽然文艺复兴时期的意大利对艺术和人类形态的美学提出了新的认识，但同时也伴随着对个人卫生和外表的更强意识——包括身体美。文艺复兴时期意大利的人文主义运动引发了个人主义，包括对自己的健康和表现的意识，在日常城市生活中更关注卫生改善。作为研究文艺复兴的专家，道格拉斯·比奥在他的获奖评论中写道，意大利文艺复兴时期的清洁、自我意识和尊严成为强烈的文化属性，并受到文艺复兴时期艺术美学的支持[6]。正如比奥所描述的那样，当厕所在但丁和薄伽丘的作品中被选为艺术主题时，它们也变得流行起来。事实上，正是达·芬奇表达了他对清洁卫生城市的愿景。

文艺复兴关键和独特的品质之一是文艺复兴积极适应社会。接受强调个人健康和福祉的新教育和学习形式，包括道德、文化欣赏、艺术美学和科学进步等理想，被证明是提升人力资本的理想途径。

🏥 城市化进程加快

意大利文艺复兴以健康和文化变革的交织而著称。虽然大量意大利人继续在乡村生活和工作，但城市化进程的加快是文艺复兴时期的一个显著特征，尤其是在佛罗伦萨、米兰和威尼斯。正如经济学家戴尔德丽·麦克洛斯基在她的开创性著作《资产阶级伦理学》中所写，城市化在意大利文艺复兴时期的社会动态中创造了新变化，以前孤立的殖民地人民必须获得买卖商品所需的新社会和创业技能[7]。因此，更简单的农业时代不一定是更文明的时代，文艺复兴的城市化带来了向教育、艺术、科学和哲学的重大价值观转变。一般来说，作为一项规则，城市中心通常享有更高水平的教育[8]。而教育是健康和长寿的重要决定因素之一[9]。

当然，有些城市化会导致更糟糕的健康结果。中世纪许多著名城市的情况就是如此。例如，伦敦在公共卫生方面遭受了巨大损失，尤其是因为卫生条件差得惊人。在伦敦，用黏土铺筑灯心草的房屋并不少见。灯心草层数众多，以致底层可能会在四分之一个世纪或更长时间内不受干扰——充斥着各种各样的霉菌、呕吐物、麦芽酒和狗尿，人们在同一层睡觉、吃饭、分娩、死亡、性交。

🏥 饮食的改变

随着文艺复兴时期的城市化，传统的野味肉类农业饮食对城市居民来说变得不那么容易获得，这意味着日常食物不得不更多地依赖以蔬菜为基础的食品。虽然文艺复兴以艺术、科学和哲学的快速发展和融合而闻名，但人们对小而有力的变化的关注要少得多——比如引入沙拉。

不要失望，意大利文艺复兴时期的沙拉饮食也成为一种艺术尝试。在艺术界，吃沙拉被描述为优雅的交际花的一项学习技能——一种"刻意疏忽"的形式，它意味着做一些优雅而克制的事情，并且不费吹灰之力。"刻意疏忽"在1528年卡斯蒂廖内的作品《朝臣之书》中首次出现，被认为是伟大交际花的最重要品质。这是一种隐藏自己努力的艺术，以显得冷漠但非常优雅。交际花必须能够一边吃沙拉一边保持性感。随着时间的推移，沙拉甚至被描述为可以唤起和唤醒男性与女性性欲的食物，仿佛每一口的新奇味道都是性阴谋的隐喻。沙拉的多样性甚至与性和幸福的多样性相比较。

不起眼的沙拉已经成为意大利高雅文化的象征。这从根本上改变了营养模式。它在佛罗伦萨被发明，成为意大利民族身份的象征。饮食从野味转向以蔬菜为主的饮食，这与北欧文化发生了冲突，在北欧，生蔬菜（尤其是）仅被视为动物的饲料。事实上，英国戏剧经常取笑意大利人和他们新推出的生蔬菜沙拉。但是，文艺复兴改变世界的能力是无法阻止的——即使是通过烹饪艺术。

鹿特丹的伊拉斯谟关于礼仪的书中提到了餐具和餐巾纸的使用——拜占庭公主在10世纪前往威尼斯与总督结婚，餐具和餐巾纸第一次在威尼斯出现，它们最终受到凯瑟琳·德·美第奇的强烈影响，她从佛罗伦萨的家中将它们介绍到法国和欧洲[10]。

作为意大利文艺复兴时期的女族长，凯瑟琳·美第奇对美食影响深远。14岁时，她嫁给了法国国王的儿子亨利二世，她将许多意大利习俗带到了法国，其中最主要的是叉子的使用、餐桌布置、餐巾纸的使用，以及许多烹饪原则，例如咸味和甜味的分离。橄榄油、松露、洋蓟和基安蒂葡萄酒被归功于年轻的凯瑟琳在法国的首次亮相。杜撰的理论比比皆是，即使是凯瑟琳长达十年的生育斗争，一段以相反情况结束的不孕期——九个孩子，最终都归因于她的意大利厨师的饮食干预。当然，很少有人说年轻的凯瑟琳的自身压力是一个促成因素，她看到当时15岁的丈夫亨利疯狂地爱上了35岁美丽的黛安·德·普瓦捷，后者还进入亨利和凯瑟琳的家中，作为永久居住者和首席情妇。

受到这种安排的影响，凯瑟琳被认为是一位完美的马基雅维利式战略家，看到了男性在面对女性的美丽时表现出的弱点。凯瑟琳设计了由大约80名迷人女性组成的"飞行中队"，她们在凯瑟琳的吩咐下像鲨鱼一样在法国宫廷最有权势的男人中游走，利用凯瑟琳的巨额财富，为她做间谍。就这样，丈夫的弱点变成了凯瑟琳的力量。

🧰 文艺复兴人

文艺复兴社会的理念将科学、哲学和艺术纳入共同的社会目标，因此也形成了"文艺复兴人"的理念。在当今世界，这个词可能有点性别歧视，指的是一个在各个领域都表现出色的男性。其中最著名的是伟大的博学家达·芬奇和米开朗琪罗，他们成为艺术以及科学和工程领域的领先专家和发明家。"文艺复兴人"这个词被广泛使用，即使在今天，它仍然是一个标签，适用于在各种看似无关的学科中展示技能的人。在更现代的时代，本杰明·富兰克林就是这样一个人，他是废奴主义者、《独立宣言》的合著者，还是电力的发现者、封闭式木炉和老花镜的发明者。

🧰 社会世界与健康的关系

历史上没有比文艺复兴时期更好的时期来展示我们的社会世界与我们的健康和福祉之间不可分割的关系。五百多年来，文艺复兴以独特的方式独树一帜，塑造了我们的现代世界、我们的文化和我们的健康。当然，很容易搜索其他近期发生的重大变化，例如世界大战，这样的全面战争时期几乎总是损害公共健康，特别是对那些历史上处于失败一方的人来说。但可以肯定的是，战争中也有医学上的突破，这也是必然的。在第一次世界大战期间，作为大规模截肢替代方法（第一次世界大战早期有20000例截肢）的伤口冲洗消毒和全身麻醉是最终改变医学界的两个战时医学突破[11]。至于大萧条时期，对人口的分析表明，当时的公共卫生水平实际上有所提高，这是一个非常反直觉的发现。事实上，在1921年和1930~1933年，经济衰退的最严重时期，死亡率较低，而长寿率较高[12]。这通常归因于卫生条件的改善，例如新住宅的自来水和下水道改建[13]。

健康有社会决定因素这一观点并不新鲜。2005年，世界卫生组织成立了一个专门调查此类决定因素的委员会。今天，委员会有三项主要任务：改善弱势群体的日常生活条件，减少不平等现象，衡量社会决定因素和干预措施的影响。虽然我们承认低水平的社会经济生活对健康的有害影响，但与此相反，那些生活在经济富足社会的人们变得不那么健康，这仍然是未知领域。

与意大利文艺复兴时期一样，我们在经历深刻的社会和经济变革的同时也面临着艰巨的健康挑战。然而，随着信息增长速度翻倍，我们的社会和技术驱动的生态系统正在发生比文艺复兴时期或之前任何时期更快、更大程度的变化。尽管发生了这种巨大变化，但我们并没有享受到社会进步的成果，相反，我们正在遭受痛苦。很明显，文艺复兴教会我们的是，我们确实有能力以赋予我们权力而不是伤害我们的方式来为我们的"硬接线"驱动器供电。而且，渴望可能对我们造成伤害的生活习惯的本能也可以通过更积极和进步的社会变化来满足。

认知应对策略及行为改变

文艺复兴故事的重点不是建议我们都应该开始学习诱人的沙拉饮食课程或结成密友团伙来监视我们的熟人。就我们的目的而言，文艺复兴的核心要点是了解我们可以通过满足固有的奖励中心并激发感官的方式来享受社会进步。这些对我们来说并不完全是陌生的概念。我们只需要将文艺复兴时期的经验教训与我们目前在现代世界中寻求的解决方案类型联系起来。

关于过上理想生活的社交媒体模因和无数关于赋予自己权力的著作展示了我们对个性和能动性的内在驱动力——这是文艺复兴时期社会变革的基石。无数的自助著作和视频宣扬了静默、正念和冥想的理念，不仅为我们开启的生活创建认知应对策略，还帮助我们找到审美意义。

当我们花时间坐下来阅读一本好书、研究一件引人入胜的艺术作品、用新思想挑战或教育自己、与朋友进行有意义的社交、锻炼，或通过建筑、风格、自然改善我们的位置感时，我们满足了大脑的"硬接线"。这些影响很深刻，一直到大脑化学水平——感觉健康就是健康。

意大利文艺复兴或"重生"创造了一个社会世界，为人类提供了一个新的、更美好的未来——从黑暗时代及其血腥的黑死病过渡到一个建立在艺术、哲学和科学融合基础上的更光明、更健康的社会。在很大程度上，文艺复兴时期经历的社会革命归因于对知识和个人赋权的渴望，而不是坚持严格而坚定不移的教条规则。最重要的是，文艺复兴时期的变化使人们的思想和身体随着进化的发展而成熟。这些社会基础为行为改变奠定了基础——主要是在人类成就领域。

虽然我们在现代世界中取得了惊人的技术飞跃，但我们内置的人类软件仍然锁定在一个极度过时的版本中，就像计算机的旧操作系统。尽管我们基本上与文艺复兴时期的人们共享相同的"硬接线"驱动器，但我们仍然没有完全弄清楚如何在这个不断变化的世界茁壮成长。

我们发明了照亮黑暗的人造光，但我们的大脑未能适应这一新现实。我们周围都是含糖零食，但我们的身体还没有适应这种环境过载。我们用时髦的数字媒体来刺激大脑，而我们最年轻、最脆弱的大脑的反应就好像生命受到了威胁。我们有意通过网络媒体强调社会鸿沟，这会导致焦虑和抑郁。而同时我们被技术包围着，我们的许多最关键的进步，如航空航天技术和医学的进步，仍然受到沟通和判断中的基本人为错误的阻碍。即使我们在创新方面表现出色——更好的互联网、更高效的汽车、更快更大的客机，甚至更智能的医疗设备，但我们实际的健康步履蹒跚。

我们如何调和正在创造的新世界与自身完美改良但已经过时的人类软件之间日益扩大的差距？解决方案就像文艺复兴一样，需要对人类健康有一个整体看法，认识到我们的社会世界和我们的生物世界之间的关键联系。虽然我们可能不时欣赏"更简单的时代"，但很少有人会主张逆转已有的出色的技术创新，包括现在的公司！

当然，我们大多数人都会赞同，我们的潜力绝不能受原始驱动力的束缚。尽管如此，但不可否认，这些本能仍然是不可避免的。就像"文艺复兴之父"一样，解决这个进化难题的任务是赋予自己权力：首先，了解我们为什么要做我们所做的事情；第二，了解如何管理它们；第三，如何利用对社会世界和生物世界的更全面的看法来促进健康。

虽然这本书的故事和科学研究描述了紧急危机的规模，但也有一些指令性承诺的暗示。我们应该从中找到希望和指导，照亮通往未来的道路。当我们开始规划我们的研究时，关于这本书是否将围绕特定的计划或方法进行设计，或者这本书的目的是否应该是提供信息和提供背景，有相当多的讨论。毫无疑问，我们本可以二者兼得，但我们认为，这些重要的健康趋势的范围过于宏大，无法概括出简单的方法或规则。一般来说，在我们的读者看来，假装一个口头禅、首字母缩略词或诙谐的座右铭可以治愈所有人似乎是不诚实的。另一种选择是窥视阴暗的未知数——我们的健康未知数，并从中寻找意义或吸取教训，我们可以以诚实的态度将其视为变革的试金石。而且，这就是我们所做的。

首先，现代进步毫无疑问地证明，我们拥有获取知识并利用知识构建令人难以置信的工具来改善我们的生活的非凡能力。事实上，这就是使我们成为人类的原因。然而奇怪的是，对于我们中的许多人来说，完成一项复杂的任务（比如将一个人送上月球）比避免吃含糖食物需要更少的意志力——尽管登月任务极其复杂。为什么在历史上，伟大的男性和女性经常因为他们最基本的本能而被打倒？我们是神奇的生物，潜力无限，但我们的进化装置既是祝福也是诅咒。总而言之，我们人类的故事不是关于破坏性本能的故事，它是一种胜利的本能。重要的是要知道，当大脑和身体迫使我们暴饮暴食、服用止痛药、在睡前狂看电视剧或无休止地追求更高的社会地位时，这并不是因为我们生理上希望受到伤害，恰恰相反，这就是我们生存的方式，我们正在做辉煌的进化史教我们做的事情：囤积好东西。以这种方式看待问题，很明显，我们所谓的弱点实际上根本不是弱点——它们是被误导的优势。

在本书中，我们了解到那些使我们成为人类的东西——我们的欲望和需要，深深植根于我们的大脑和身体，为了生存而进化的方式。这些必要的特征对人类生活是必不可少的。然而，我们也知道我们有能力思考、规划和制定战略。从表面上看，这两条道路似乎彼此不可调和——我们要么必须成为享乐主义者，以自我为中心；要么必须成为冷静的战略家，不受本能影响。后者往往被暗示是首选，我们必须学习如何扑灭基本欲望的火焰，以便掌握健康和幸福。

文艺复兴在这里证明了一个重要历史进程的指导意义，在这个时期，人类从难以想象的废墟的灰烬中崛起，收获健康和成就。这不是通过回避人类的本能，而是通过正视它们来完成的。文艺复兴在个人层面掌握了"人性"，以前所未有的科学方法研究我们的身体结构和生物过程。这使人们对疾病过程、卫生和饮食有了更深入的了解。从黑死病的黑暗时期开始，健康被定义为"没有死亡"，文艺复兴开始将健康的理解从基本生存转变为有意识的健康选择。这包括考虑生活方式的选择如何有助于个人健康和长寿。着眼点不仅仅是如何变得更健康——而是对阻碍我们保持健康的原因的理解。

听到人们讨论他们相信人类能存活多久总是很有趣。有世界末日的预言、大灾难的预测、统计模型和对未来探索宜居新世界的乐观描述。然而，当地球上的大多数其他生物根本不行使任何形式的自由意志时，是什么让人类在尝试设计未来时能够奢侈地反思过去？人脑的一个奇怪之处在于，它仅占体重的2%左右，却要消耗每日总热量的四分之一左右才能发挥作用。事实证明，使人类大脑如此独特和耗能的原因之一是，人类的大脑皮质比地球上其他物种的大脑更密集地排列着神经元。对于其他动物来说，要支持这种大小的大脑和神经密度，需要在醒着的所有时间里几乎不间断地进食。为什么人类不是这样？一种理论认为，这是因为人类可以制作千层面。不开玩笑，我们是唯一将食物烹制成高热量食物的物种。正是这种特性为我们提供了摄入足够热量来支持我们异常饥饿的皮质的能力。这是人类社会和生物世界之间独特关系的另一个例子。

很明显，大脑为我们提供了将巨大的认知成就提升到动物王国中真正独一无二的水平的能力。凭借卓越的大脑，我们可以建立自己的生态系统，远远超出人口的基本生存需求。我们将意大利文艺复兴作为一个非凡的例子，说明我们处于最佳状态时可以实现什么——结合科学、艺术和哲学，以建立有教养、勤奋和开明的社会。然而，激发我们发明、建造和创造的渴望和动力，也正是让我们容易受到太多美好事物影响的同样古老的本能。我们进化是为了生存，但在现代世界，这些生存本能创造了一个奇怪的健康悖论，在这个悖论中，原本为了让我们活着的根深蒂固的特征现在正在扼杀我们。

我们的故事和科学研究已经表明，我们的进化"硬接线"通常与大脑的奖励回路以及当这个系统被无限的奖赏和刺激包围时变得充满活力的程度有关。虽然这种丰富性包括食物——尤其是含糖食物，但我们饥饿的大脑也贪婪地享受互联网的乐趣，包括社交媒体，它利用了我们对地位根深蒂固的需求。我们还讨论了这些特征如何阻碍我们在医院提供安全医疗保健的能力，医疗保健环境中的人为错误率处于流行病水平，尽管在很大程度上是可以预防的。医院现在是地球上最危险的地方之一，特别容易受到固有的社会本能的影响。员工之间严重的权力梯度、相互指责的文化、不完善的信息以及无情的时间和业绩压力，共同创造了一个容易引起冲突和失误的环境。重要的是，即使在竞技场上，例如在现代医学领域，我们知道疾病的起源以及控制疾病的药物或干预措施，我们仍然被固有的社会角色、恐惧和压力反应所累。

许多人宣传的解决方案是创造时刻脱离日常生活，体验自然，冥想，并在最新的健康趋势中寻找答案。本书的开篇描述了我们目前对荒谬的健康时尚的敏感性，部分原因是我们喜爱的社交媒体对我们进行了引导。虽然这些技巧和生活小窍门可能对某些人有用，但它们是基于逃避人类本能的原则，这种做法根本无法抵抗人类的"硬接线"。变通办法是一个很好的临时解决方案，就像冥想一样，可以非常有效地改变大脑，但这仍然是管理压力和焦虑症状的方法，而不是了解我们为什么会这样以及为什么这么做。这些流行的方式许多都源自东方哲学的超然概念。在这样的追求中，目的是接受我们是谁，并尝试创造新的途径以绕开负面刺激。毫无疑问，像冥想这样的方式正在获得越来越多的科学支持，它们是减少焦虑和提高注意力的好工具，但我们面临的大部分挑战仍然是了解我们如何到达需要调解的演变点。

识别健康障碍需要一定程度的自我意识，一种你作为一个人在思想、身体和精神方面值得改进的感觉。这是文艺复兴思想中最深刻的转变之一。以前，在基本生存、劳动和育儿的繁忙日常工作中，关于健康的选择被认为是完全不切实际的。这些关于自我意识的问题与我们今天提出的问题完全相同。什么是幸福？我怎样才能更好地实现它？我的人生目标是什么？什么是有意义的关系？在一个永不停歇的世界中是否存在生活与工作的平衡？如何保护我们的孩子？如何在精神上和身体上提高自己？了解健康障碍以及它们如何在我们的潜意识中运作与了解如何改善我们的健康同样重要。

本书中讨论的许多主题都考虑了行为是如何被我们最基本的本能引导和控制的——其中大部分重点是大脑和身体寻求和获得奖励的方式。这种奖励回路不需要由激发消极或破坏性行为的渴望来满足，关键是让我们自己能够将同样被误导的奖励回路重新导向更有抱负的目标。文艺复兴结合了科学、艺术和哲学，以践行我们更远大的理想，同时仍然捕捉到大脑和身体迫切渴望的相同奖励反应。

在文艺复兴时期，我们利用艺术来满足我们固有的本能。虽然大多数人都可以很容易地想象科学和哲学（及其必然结果：教育）在改善我们的命运方面可能做出的贡献，但从表面上看，艺术似乎不那么重要。如今，只需要看看精美的建筑、伟大的绘画和雕塑、优美的音乐或空间的使用，就知道它以某种方式滋养了我们的灵魂。多亏了现代技术，我们现在有了关于艺术为何如此重要的线索，也明白了为什么它现在与文艺复兴时期一样重要。前沿的神经科学为我们提供了一个关于人类大脑如何响应环境变化的新颖而私密的视角。当欣赏吸引人的视觉艺术、诗歌或音乐时，功能磁共振成像在我们的奖励回路中显示出积极的反应，这也许不足为奇[14]。正如研究人员指出的那样，这些审美刺激没有已知的"生存"优势，但它们使用与糖、脂肪和社交媒体相同的奖励途径作用于我们的大脑。事实上，意大利短语"terribilità"在文艺复兴时期被用来描述米开朗琪罗在西斯廷教堂天花板上的5800平方英尺令人敬畏的壁画等伟大作品所引发的强烈情感反应[15]。

通过成像，神经科学开始揭示复杂的人类大脑如何与其他动物的大脑区分开来，将社会和审美刺激转化为享乐奖励体验[16]。神经美学这个相对较新的领域探索了艺术对大脑的影响。我们的大脑不仅在美术、音乐等审美体验中茁壮成长，还特别擅长获取社交环境中的审美体验。在群体中，我们的大脑倾向于寻找社交线索，以反映周围人的行为。在剧院或现场表演中，我们往往会体验到一种深刻的集体情感联系，不仅对于实际表演，而且对于周围的陌生人。当我们大脑的某些区域，尤其是前额皮质和颞顶叶交界处，感知到人群的情绪反应时，我们满足于彼此的笑声和眼泪。通过与生俱来的社会感知，我们已经进化到下意识地适应周围人的情绪线索的极其微妙的变化[17]。这是可以理解的，这将是一个进化优势——**我们在群体中的生存在很大程度上取决于能够感知他人的暗示和行为，既是为了被社会接纳，也是为了当前的生存。**

如果大脑真的是享乐主义的，并且除了食物、药物和性，还寻求奖励——即使是以审美体验的形式，那么我们必须进行改变。作为聪明的生物，第一步是认识到我们掌握着打开变革之门的钥匙。而且，这个过程始于意识。

在本书中，我们分享了许多事实和数据，其中一些令人痛心，而另一些则鼓舞人心。然而，这本书不仅仅是人们好奇的问题的集合。实际上，每一章都提供了一些共同主题，这些主题说明我们当前对意识的需求，特别是自我意识，以免我们漫无目的地进入越来越差的健康状态。

🩺 小结

在第一章，我们认为医院中的人为失误是美国可预防死亡的主要原因之一。待在医院比打仗对健康更危险的观点展现了人类健康科学令人困惑的前沿。正如我们所了解的，我们缺乏的不是医学或疾病知识，也不是技术创新。作为人类，我们有能力驾驭团队合作的社会复杂性，在高压力事件中进行沟通，以及捕捉我们自己的错误和失误。即使是简单的解决方案，例如手术室检查清单或洗手活动，也经常遇到阻力，不是因为它们在防止伤害方面的逻辑，而是因为它们对根深蒂固的社会结构的挑战，无论是地位、沟通角色、组织压力，还是自豪感。本章还介绍了我们的健康和社会比以往任何时候都更加不可分割，任何对现代健康的认真考虑都不能再将之视为专有领域。

第二章揭示了现代放纵的世界，着眼于四个特别的"黑暗骑士"：糖、脂肪、盐和压力，它们是健康不佳的强大预兆。高度进化的对奖励的敏感性在数百万年来一直为我们服务，现在比任何时候都肆虐。在本章中，我们研究了为什么会这样，探讨大脑如何渴望这些含糖的"警报器"，以及我们的奖励途径如何因重复接触而变得迟钝，导致我们陷入困境。

第三章讨论了大脑是如何发育的，特别关注了最年轻的人类——我们的孩子。毫无疑问，这是最难讲的故事之一：高压力生活经历如何干扰我们最无辜和最脆弱的社会成员的大脑发育。儿童有压力并不是什么新鲜事，遭遇战争、饥荒、自然灾害或家庭破裂，会使他们产生压力，如今数字屏幕和其他生活方式的改变给他们所带来的现代压力也日益增加。这些担忧也延伸到新兴成年人，他们正在进入所谓的"凭意志的"岁月，通常表现为从依赖到独立，过渡到新的成人关系、学习、工作和可能改变的世界观[18]。这一阶段的生活一直充满挑战，但如今的独特压力似乎对新兴成年人的应对能力造成了更大影响，这一点从这一代人普遍存在的焦虑和抑郁水平就可以看出来。

第四章探讨了我们对幸福的追求是如何经常被误导的。我们古老的大脑是为了在社会环境中生存而构建的，尽管幸福的关键显而易见，但我们经常屈服于更基本的驱动力，这些驱动力促使我们追求更高的社会地位、公开展示财富和宣传的健康（与真正的健康相反）。事实证明，在充斥社交媒体的世界中摆出一种健康和平衡的姿态，这对产生我们迫切渴望的真正的幸福适得其反。

睡眠是我们清醒世界的另一面，也是生命的重要组成部分，在第五章中得到了展示。现代世界挑战了我们管理睡眠的方式，造成了许多不良的健康后果。我们的饮食、照进眼睛的人造光，以及夜以继日令人身心交瘁的工作日程正在以新形式影响我们的健康。

第六章深入探讨了我们如何衡量风险中的回报，以及我们愿意付出多少来满足自身基本需求。从领导军队到赢得异性，如果有足够的回报，我们已经进化到可以承担一定的风险——其中大部分是由我们幕后的"硬接线"控制的。我们了解到，冒一定的风险似乎有利于在生活中取得成功并获得足够的社会地位，而进行其他风险更大的活动，如爬山，往往与激素水平和性格差异有关。风险内稳态是评估现代世界风险和回报的重要方式，瑞典从左侧驾驶到右侧驾驶的令人担心的变革以及意外降低的事故率，提供了完美的例子。同样引人注意的强制性安全改进，如安全带、ABS和增加道路照明，导致驾驶行为更加激进而不是更安全。医院工作人员尽管知道医疗规则的重要性，但仍选择不洗手，这说明我们判断风险的逻辑通常是由内部风险和奖励系统驱动的，而不是经过深思熟虑和有意识的风险评估。

这本书谈到了我们的未来，特别是我们未来的健康和幸福。也许比历史上任何时候都更重要的是，我们的现代健康与社会世界有着内在的联系。这是贯穿全书的主题，我们的许多故事和科学讨论都基于一个中心思想，即当今新出现的健康危机不仅是临床医学问题，也是社会问题。我们的身体健康取决于每天做出的决定，其中大部分决定受到社会世界的影响。无关对错，这似乎是我们从古代进化过程中遗留下来的。

社会地位象征财富或与生俱来的权利，所有社会都有不断变化着的不同的社会地位。在许多明显等级森严的文化中，这些不同的等级根深蒂固且难以超越，或者几乎不可能超越。在我们的现代世界中，情况远非如此，在这个世界中，主观社会地位往往占主导地位。YouTube上任何会跳滑稽舞蹈或风趣幽默的人都可能在一夜之间成为社交热点，获得近乎瞬间的名利。社会地位的这种主观性是促进社交媒体和在线社交网络工具作为建立个人身份的简单手段的强大动力。

我们一直是社会性动物。1992年，人类学家罗宾·邓巴宣布，每个人都认识其他人并且可以保持一致的社会关系的社会群体的最大规模是150人[19]。现在它被称为邓巴数字，它源于邓巴的一般观察，即较大的灵长类动物群体往往具有较大的大脑新皮质。该理论表明，作为社会性动物，我们会根据大脑对群体社交网络概念化的能力来寻找最佳群体规模。更大的社交网络意味着个人需要更大的大脑来处理多种社会身份和关系。邓巴指出，鉴于我们现有的新皮质大小，人类社区的理想平均年龄人口为150人，这恰好与新石器时代农业社区的群体规模大致相同。我们对社交网络的需求可以被理解，最令人着迷的是这些群体中发生的事情，特别是我们对社会地位的追求——我们与灵长类近亲共有的一种根深蒂固的本能。

五种大灵长类动物，猩猩、大猩猩、黑猩猩、倭黑猩猩和人类，在社会地位和等级制度方面已经被广泛研究。虽然配偶策略略有不同——所有伟大的灵长类动物几乎都是一夫多妻制的，除了一夫一妻制的长臂猿（颇有争议的是人类）。大多数灵长类动物将它们的社会安排成更大的群体和更小的亚群，其中雄性占主导地位。在大猩猩中，银背雄性通过体力和武力威胁宣告主权，并控制着雌性"后宫"。然而对于人类，情况并非如此。据估计，在大约12000年前以最后一次冰期结束的更新世时代的某个时候，人类开始从身体优势模式转向社会智力模式，其中狡诈和结盟在获得阿尔法男性地位方面变得比纯粹的身体力量更有效。虽然我们对社会地位的追求深深植根于进化，但我们为之奋斗并获得它的方式并不总是显而易见的。

在本书中，我们对社会意义在人类的"硬接线"中的突出作用，以及在通常没有任何有意识操纵的情况下，这种主导力量如何推动我们的日常决策和幸福（或悲伤）进行了大量讨论。现代世界为这个更新世时代的社会价值的亲和力增加了一层无法预料的复杂性。无论我们的文化景观如何变化，我们的"硬接线"驱动器继续使社会排名成为生存的基本条件。在英国进行的一项长达30年的研究发现，随着一个人社会阶层的攀升，其健康状况也会有所改善。虽然获得财富是关键变量（这对于提供基本生活必需品很重要），但研究表明，金钱在决定长期健康方面并不像相对社会地位那么重要[20]。研究表明，相对社会地位为健康提供了两个关键属性：

增加对生活的控制，增加社会参与的机会。事实证明，对一个人的日常生活有一定程度的能动性，正如我们在意大利文艺复兴时期看到的那样，对健康至关重要，而这种"自由意志"与对社会地位的主观看法直接相关。在韩国，卫生官员发现，自我感知的社会地位比任何其他变量都更能推动健康，特别是在吸烟和饮酒方面[21]。有多少人觉得我们可以控制自己的习惯，包括饮食、睡眠或社交媒体的使用，或者它们是否以某种方式控制了我们人类？

我们的社会世界如此强大，以致我们中的许多人会随波逐流，只是为了获得认可，即使这样做的决定是完全不合理的[22]。当然，跟风可能有充分的理由。如果每个人都疯狂地朝着同一个方向奔跑，也许他们知道一些你不知道的事情，也许有些事情会拯救你的生命。事实上，当他们一致行动时，很难抗拒这种追随性诱惑。心理学家称之为信息影响，因为它基于我们的评估，即该群体拥有可以帮助我们生存的信息。

第二种影响被称为规范性影响，在这种影响下，我们出于对归属感的渴望——现代社交媒体中非常强大的主题，被群体身份和文化所说服和激励。我们可以很快采用我们希望在其中受到青睐的群体的叙事方式，希望他们会接受我们。规范性影响会导致从众只为了寻求归属感。而现代世界已经放大了这种归属感。有趣的是，对规范性影响的研究表明，从众在公共场合比在私人场合强得多。在著名的阿希从众实验中，当受试者能够私下写出他们的答案，而不是向小组公开说出他们的答案时，他们几乎一直都是诚实的，不受符合集体叙事的社会压力的阻碍。今天，我们世界的很多地方都是公开的，从在餐馆里在线发布我们的食物照片，到通过社交媒体应用程序祝我们的孩子生日快乐，再到拍摄自己在床上醒来的照片。流行的社交媒体模因正在公开我们的私人领域，对于许多人来说，与在线社交媒体趋势保持一致意味着拥有更大的同行接受度。遵守群体规范和态度也是一种天生的特质。当青少年看到社交媒体图像时，功能磁共振成像显示，在大脑奖赏中心——敏锐神经核中引起最大反应的图像是其他人最喜欢的图像[23]。这表明，当谈到我们喜欢或不喜欢什么时，我们并不是完全自由的思想者，而是下意识地演变以跟随群体的趋势。

在本书的前面部分，我们将缓慢的进化适应和快速的环境变化描述为类似于龟兔赛跑的寓言。今天，乌龟似乎正在输掉比赛，但众所周知，它不必以这种方式结束。通过了解我们内部的"硬接线"以及它如何影响我们的现代健康结果，我们有机会开始改善自己的健康和幸福状态。

正如我们在文艺复兴时期所见证的那样，即使不是自然状态，我们也很有可能通过使用我们的智力和本能来成长。那些在现代世界中最成功的人往往不是选择"断开"或"分离"的人，而是善于利用内置的奖励系统和社会亲和力来改善自己和社会的人。

这确实是我们掌握生活的秘诀。了解大脑和身体如何寻求奖励并受到周围刺激的影响，然后更进一步，将"硬接线"引导到更积极的方向而不是破坏性的方向。正如所讨论的，这并不意味着我们试图利用不切实际的意志力，因为我们知道这最终不会奏效；这也不意味着试图生活在我们的大脑和身体之外——与我们与生俱来的"硬接线"进化驱动力作斗争，这也不起作用。这意味着要理解为什么我们想要在生活中获得特定的刺激，然后引导这些相同的本能，就像人们在文艺复兴时期所做的那样，获得更大的成就、快乐和个人满足。

强调持续意志力的神话很重要，因为这是我们试图避免坏事发生时的传统智慧。正如在饼干–萝卜实验中所讨论的那样，我们根本不是为无止境的自我控制而设计的。事实上，在无情的意志力控制下，我们的表现会下降，而随着有节制的放纵，表现会提升，这意味着当我们允许自己休息一段时间时，我们之后的表现会更好。因此，重要的是在工作和娱乐之间取得平衡。这似乎很人性化，并且是我们日常生活中很容易采用的策略。许多著名作家，如海明威、斯坦贝克、门罗、狄更斯和吐温，都在上午写作，下午进行其他非工作活动，包括散步和社交。这种将任务与更多空闲追求分开的模式似乎有助于维持创造力和毅力。此外，当作家们放下笔，他们会完全脱离工作环境。温斯顿·丘吉尔爵士也是如此，即使在他最艰难的岁月里，他也会花时间在他的花园里散步，每天洗澡，品尝葡萄酒、干邑白兰地、马提尼酒和雪茄。在工作时间结束后，我们当中有多少人继续与电子产品保持联系，从不给予自己重建和再生的自由？意志力无疑是取得成功的核心，它需要定期停机和非工作放纵，以保持高水平的生产力和创造力。

理查德·布兰森爵士经常被认为是这个星球上最成功的人之一，这不仅因为他是一位才华横溢的亿万富翁，还因为他找到了一种充满活力的生活方式，让他每天都过着这样的生活。他判断某件事是否值得追求的规则是它是否有趣，其商业和生活的必要条件是这种追求是否令人兴奋。布兰森在他的商业事务中坚持不懈地以客户为中心——经常试图从客户的角度体验他的公司。这是一种了不起的哲学。当然，很多人可能会想："当你是亿万富翁，你所做的一切都很有趣，这不是很好吗？"然而，布兰森并不总是富有。为了实现自己的梦想，他高中辍学后创办了一家杂志，将自己的生命和名誉置于危险之中，就像所有企业家一样。布兰森告诉人们的是，我们不需要脱离内心的驱动力也能获得成功。相反，我们可以在自己的奖励系统周围放一个套索，并利用基本驱动力来建立一个更好的自己。

这种利用我们的进化天赋而不是试图逃避它们的想法很可能是幸福的秘诀。我们已经看到，那些寿命最长、过着最健康和最幸福生活的人是那些学会关注家庭和人际关系——人类生活的基本属性的人。将自己推向孤立或无休止的竞争状态（无论多么隐蔽）是健康和幸福生活的敌人。

今天，我们看到了辉煌的科学成就，但有错失进步机会的风险，因为我们没有充分认识到更深层次的本能和指导核心，即我们的"硬接线"。我们不能掩埋这种人性，也不能试图利用某种韧性来对抗它。通过真正的社会联系过上充满激情的生活是增进健康和长寿的最简单、最有效的途径。我们一次又一次地看到证据表明，在家庭内部或朋友之间，或与群体分享追求的关系和联系中找到真正的意义，可以限制孤独感，减少生活忧虑，并缓和我们对社会地位的追求。此外，它使我们健康。从紧密的社会关系对心血管疾病产生不可思议的抵抗力的意大利移民家庭，到拥有更长的延长寿命的端粒的独特人群，我们共同见证了"硬接线"的故事和科学研究。借用凯瑟琳·美第奇对如何在法国宫廷将劣势转化为优势的理解，我们也必须利用可能伤害我们的本性和现实，将其转化为有助于我们茁壮成长的东西。

我们的旅程始于知识。了解我们的真实身份以及它对当今世界的生活意味着什么是我们物种面临的最重要挑战。我们无法逃避——这也不应该成为我们的目标。我们必须做我们一直在做的事情：学习、适应和成长。它使我们与众不同，它使我们成为人类。这就是我们的本质。

▌参考文献▐

1. Benedictow OJ. The black death: the greatest catastrophe ever. Hist Today. 2005; 55 (3): 42–9.

2. Cavallo S, Storey T. Healthy living in late renaissance Italy. Oxford: Oxford University Press; 2013.

3. DeWitte SN. Mortality risk and survival in the aftermath of the medieval black death. PLoS One. 2013; 9 (5): e96513.

4. Thurber CH. Vittorino Da Feltre. Sch Rev. 1899; 7 (5): 295–300.

5. Franco V. Venetian courtesan poet. University of Chicago Library, 1546–1591. https://www.lib.uchicago.edu/efts/IWW/BIOS/A0017.html.

6. Biow D. The culture of cleanliness in renaissance Italy. Cornell: Cornell University Press; 2007.

7. McCloskey D. The bourgeois ethics: ethics for an age of commerce. Chicago: University of Chicago Press; 2006.

8. Konuk N, Turan NG, Ardaili Y. The importance of urbanization in education. Eurasia Proc Educ Soc Sci. 2016; 5: 232–6.

9. Zimmerman EB, Woolf SH, Haley A. Understanding the relationship between health and education. In: Population and health: behavioral and social science insights. Rockville: Agency for Healthcare Research and Quality.

10. Prince F. How table manners as we know them were a renaissance invention. National Geographic History Magazine, 2017.

11. Hampton E. How World War I revolutionized medicine. The Atlantic, 24 Feb 2017.

12. Granados JA, Diez Roux AV. Life and death during the Great Depression. Proc Natl Acad Sci U S A. 2009; 106 (41): 17290–5.

13. Irwin N. What was the greatest era for innovation? A brief guided tour. The New York Times, 13 May 2016.

14. Vessle EA, Starr GG, Rubin N. The brain on art: intense aesthetic experience activates the default network. Front Hum Neurosci. 2012; 6: 66.

15. Coleman SW. Michelangelo Buonarroti: sparks will fly. The Art Minute, 10 June 2012.

16. Berridge KC, Kringelbach ML. Affective neuroscience of pleasure: reward in humans and animals. Psychopharmacology. 2008; 199 (3): 457–80.

17. Kaufman SL, et al. This is your brain on art. The Washington Post, 18 Sept 2017.

18. Wood D, et al. Emerging adulthood as a critical stage in the life course. In: Halfon N, Forrest C, Faustman E, editors. Handbook of life course health development. Cham: Springer; 2018.

19. Dunbar RIM. Neocortex size as a constraint on group size in primates. J Hum Evol. 1992; 22 (6): 469–93.

20. Marmot M. The status syndrome. New York: Henry Holt and Co; 2004.

21. Kim Y. Perceived social status and unhealthy habits in Korea. Drug Alcohol Depend. 2019; 194: 1–5.

22. Pryor C. We follow social norms even when they are arbitrary and useless. Behavioural and Social Science, 18 Dec 2018.

23. Sherman LE, et al. Peer influence via Instagram: effects on brain and behavior in adolescence and young adulthood. Child Dev. 2018; 89 (1): 37–47.